成就最解壓的一年

7天養出一個好習慣

葉懿慧◎譯
布瑞特・布魯門薩爾 Brett Blumenthal ◎著

52 SMALL CHANGES FOR THE MIND

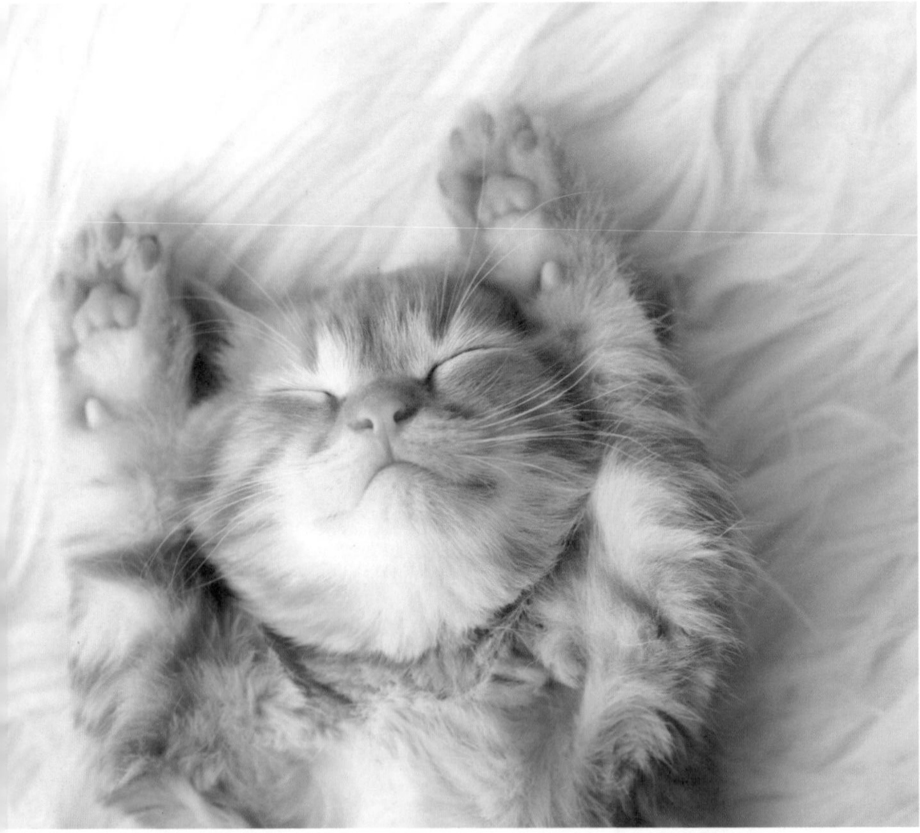

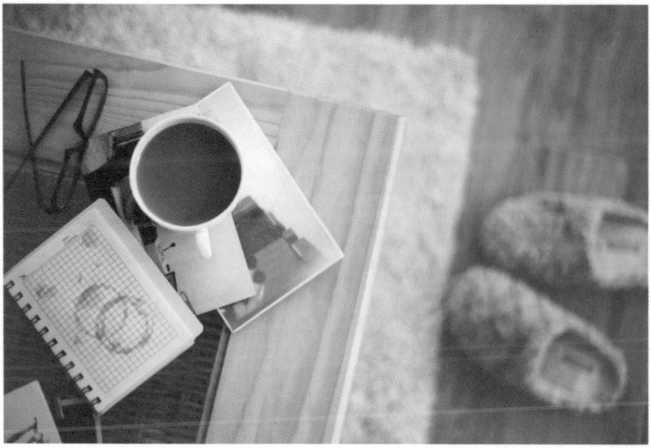

晚上難以解決的問題
經過一夜好眠，
隔天早上便迎刃而解了。

——約翰 · 史坦貝克
（一九六二年諾貝爾文學獎得主）

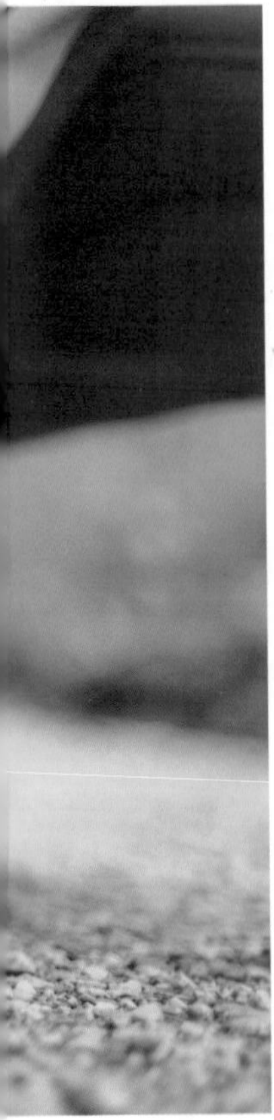

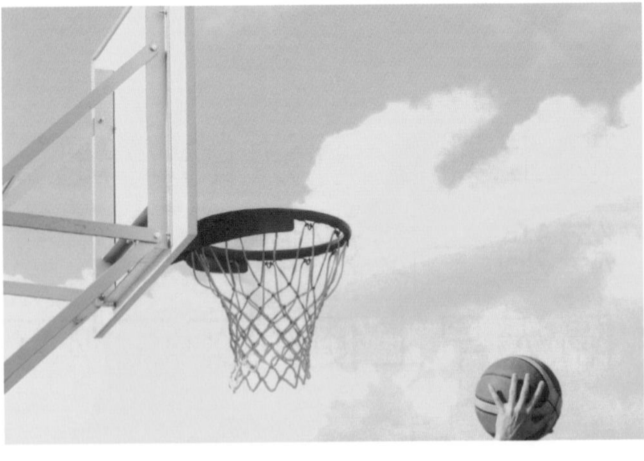

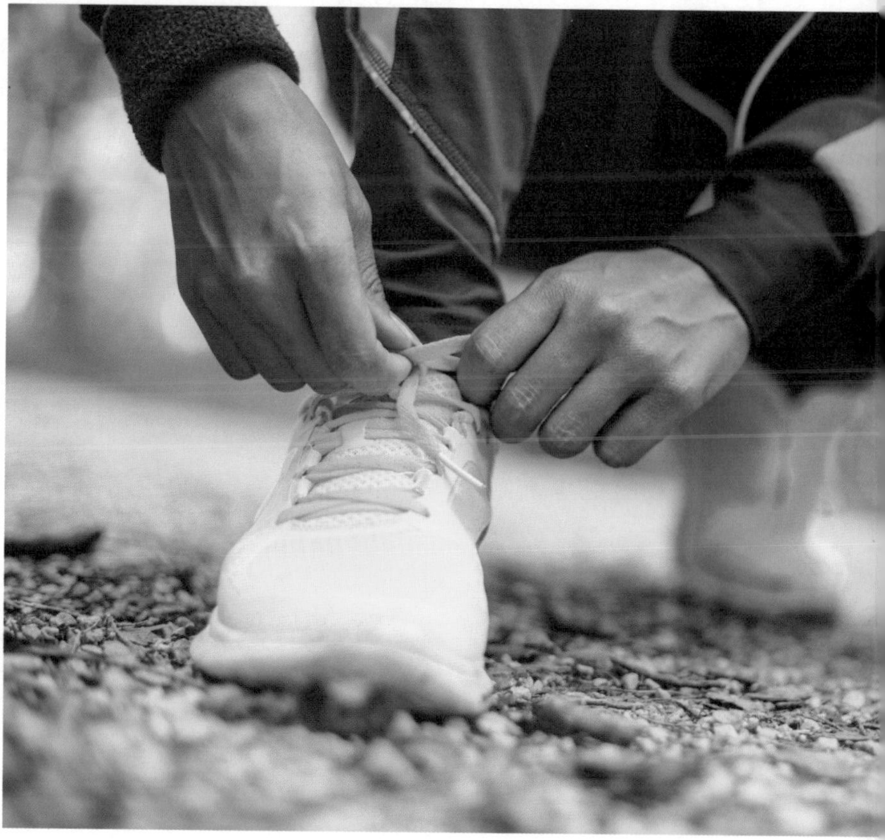

唯有運動能夠激勵精神，
強健心智。

——馬庫斯 · 圖留斯 · 西塞羅
（古羅馬政治家、演説家、雄辯家）

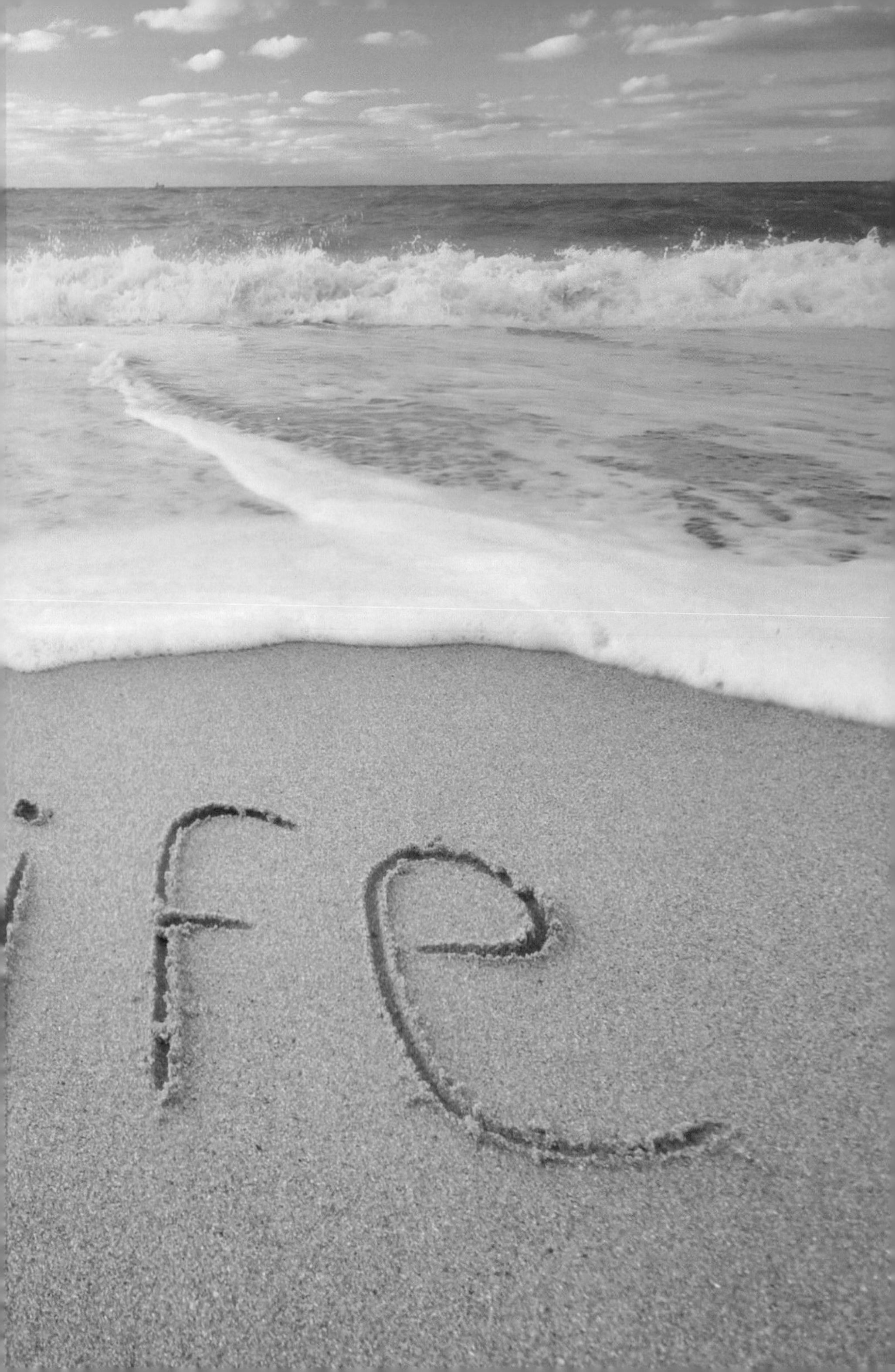
ife

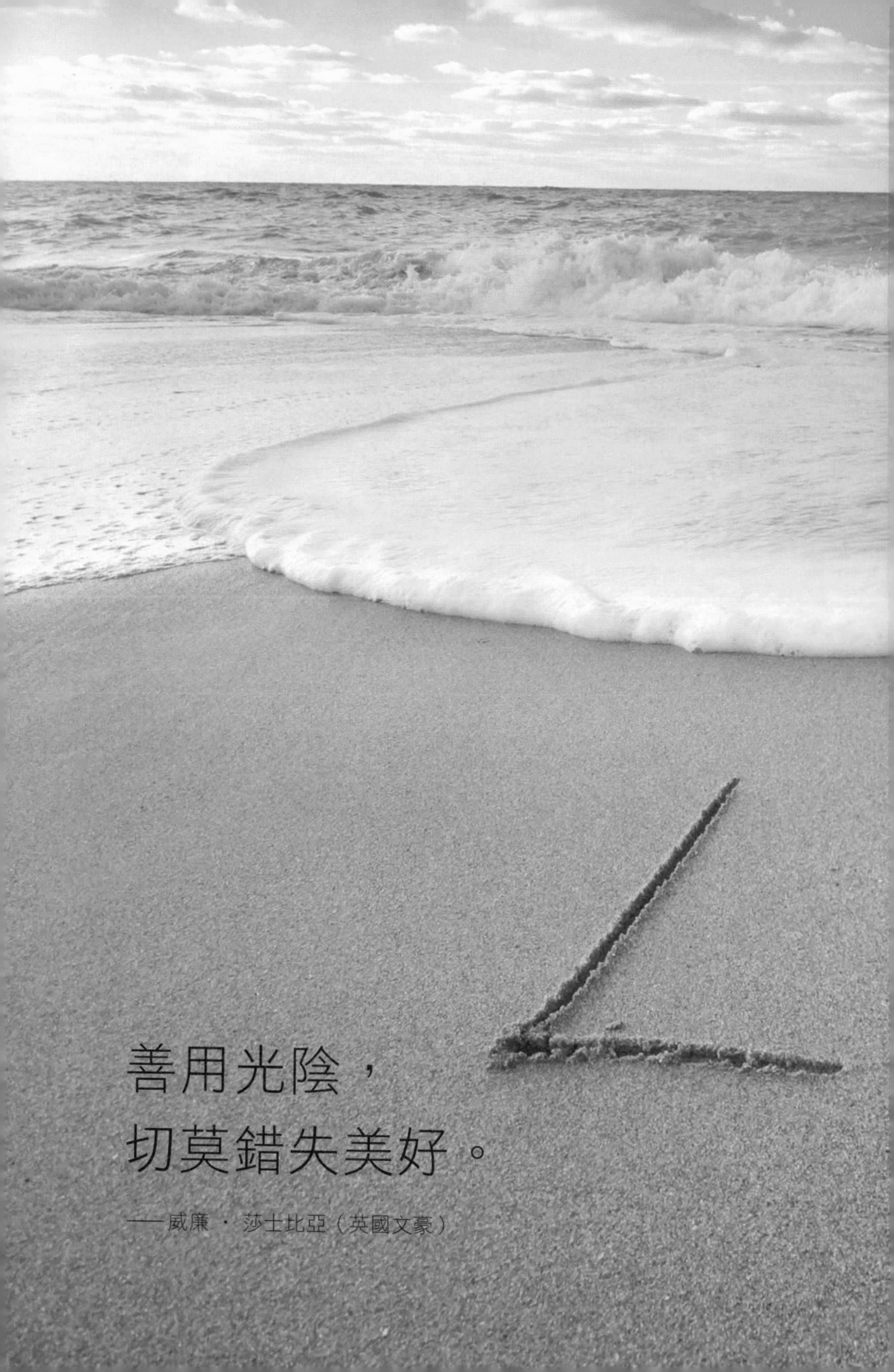

善用光陰，

切莫錯失美好。

——威廉·莎士比亞（英國文豪）

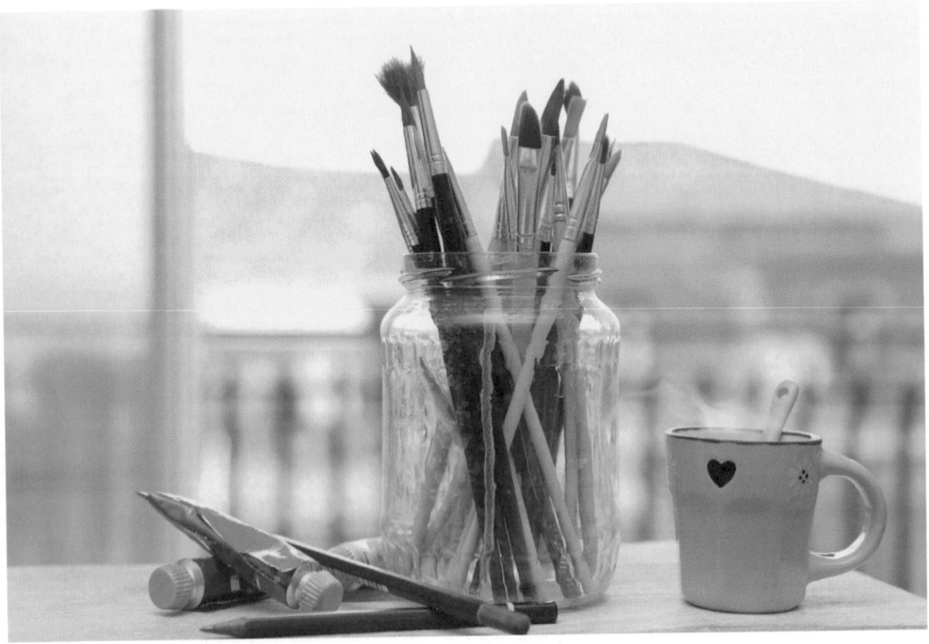

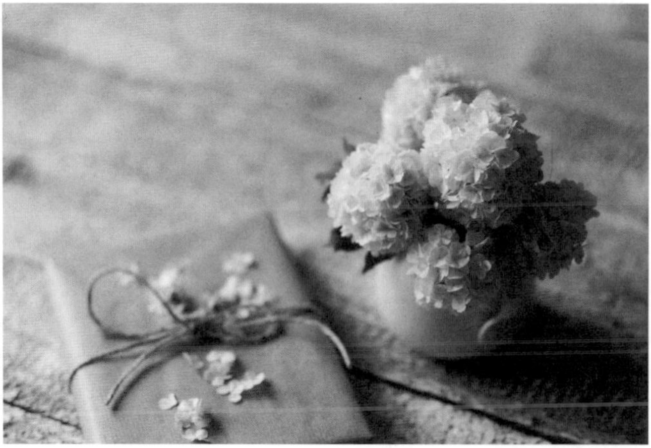

二十年後，比起做過的事，
你會對那些自己沒去做的事
更覺後悔。

——傑克森・小布朗（作家）

獻給亞歷山大

我個人的歡樂泉源。

希望你的人生充滿喜樂，

如同你所帶給我的一般。

目錄 CONTNETS

Part 1

Part 2

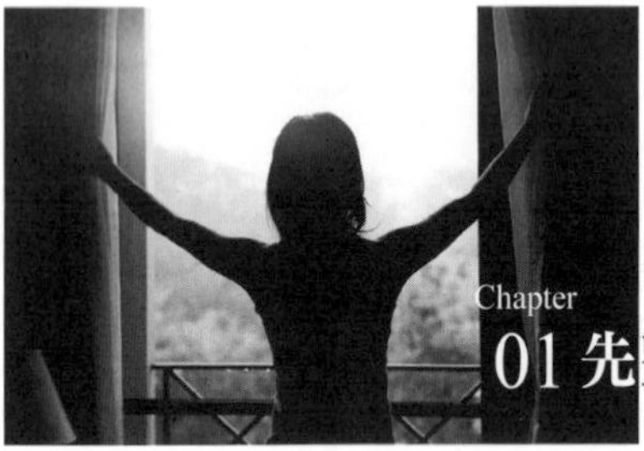

Chapter 01 先整理自己

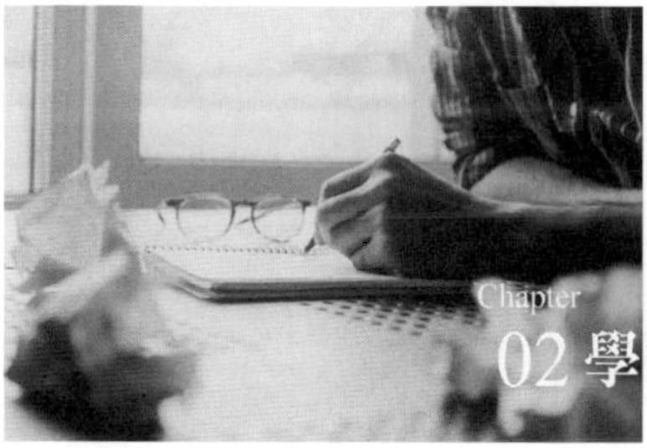

Chapter

02 學習樂趣

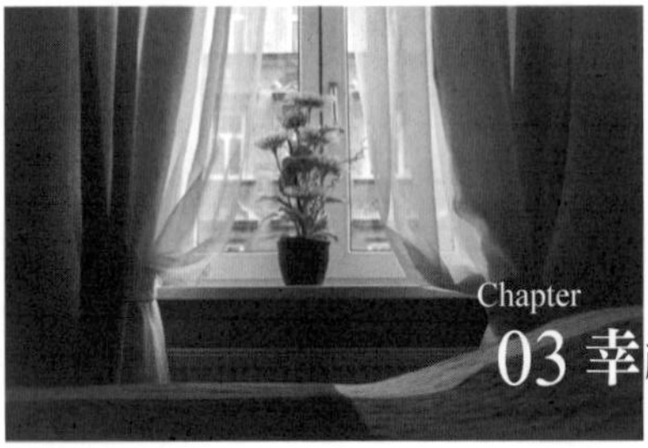

Chapter
03 幸福感

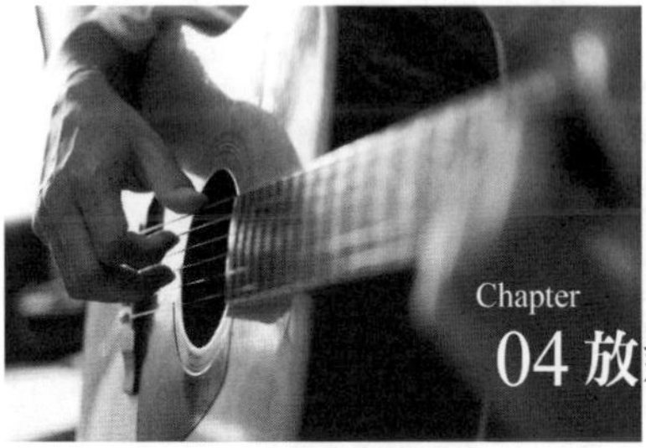
Chapter
04 放鬆

#【前言】

改變雖小卻很有用。我敢這麼說，是因為曾在許多讀者及其他放棄「速成改變」法的人身上看見效果，對這些人來說，花時間做小改變才是適合他們的方法。這也理所當然，因為小改變比較沒負擔且更實際，也更容易讓人獲得成就感。無論你想要做怎樣的改變，都有三個不變的真理，那就是：所有重大改變其實都需要由小改變來累積；採取非成即敗的極端做法沒有用；最後則是，嫻熟地完成小改變才能夠讓我們達成心中所願。

在我有關輕鬆蛻變的第一本書中，我制定了一套以52週為期、每週輕鬆一小改的計畫，讀者們按此表操課，到了年末身心就會變得更健康快樂。這套全方位的規劃涵蓋了四種適能（well-being）類別：飲食與營養、健身與預防、精神健康，以及綠生活。在為該書取材研究期間，我清楚認知到自己所列出的無數小改變，幾乎都可輕易分屬以上四種範疇。

後來，我在構思要以哪種蛻變為題時，人又發現心理適能（亦稱精神健康或心靈健康）這個範疇特別吸睛。對許多人來說，相對於保健身體，要維持良好的精神健康其實更為困難。無論是對飲食營養多加了解或持續運動養生，選擇都很簡單明確：要麼你就吃得健康；

要麼你就做運動，除此無他。此外，身體有恙時，症狀明顯易見：比如人變胖、沒活力，每天奔波勞碌覺得倦怠。

至於精神健康，灰色模糊地帶就比較廣了。首先，一提到精神健康，我們大多不會通盤考量，往往只聚焦在某一層面，就是幸福感上。雖說擁有良好精神健康確實意味著快樂和滿足，但它其實還包括能夠處理壓力、對人生抱持積極態度、必要時能夠全神貫注提高效率、以及增強記憶力更容易記住事物。即便某些人可能會辯說，愉快健康的心靈才是整體健康最重要的一環。

在本書《7天養出一個好習慣》裡，特別針對改善精神健康，提出以一年為期做出小改變的實行辦法。如同我在首本著作所言，書中所制定的改變術是全方位的，並結合了多項領域的增益工具，以期獲致最佳的精神健康，也就是：壓力控管、專注力與效率、記憶力與抗老化，當然還有最重要的，幸福感和成就感。

在接下來的52週裡，衷心希望各位能夠覺得，做出改變既有趣又好實行，全程都樂在其中。至於目標呢？到了一年之末，你應該會自覺更能處理壓力、做事更有效率、記憶力變強、罹病率降低且有效抗老化，並感到更加幸福與滿足。

【運作方式】

《7天養出一個好習慣》計畫，是為了鼓勵大家去做有意義的小改變，最終達成享受心靈更快樂健康的這個大改變。沒有花稍噱頭，只有花時間讓自己變得更快樂的明確簡單方法。

概念也很簡單，就是連續52週每週做一個小改變，到了年底，你自然會覺得壓力減輕、效率提升、記憶力增強、罹病率降低且有效抗老化，感到更加心滿意足。本書特別規劃以一年為期做出改變，讓你有時間慢慢融會貫通，如此才能讓這些變化成為根生的習慣。

每個改變都有附帶說明其重要性，而「改變之道」則提供了有助成功執行的訣竅與建言。隨著每週獲得成功受到激勵，更能積極迎向下一週的改變，如此一來，就能在一年內精熟所有52種改變。

最後，為了支援各位未來52週的努力，本書PART3提供了工具、備忘錄和其他資源。我極力推薦各位妥善運用，以便延續執行動力並追蹤審視計畫內容。

整體分析

本書所概述的計畫係以匯總方式建構。在每一週的頁面章頭，皆以圖示標明該改變隸屬四大領域的哪一種。並整理出在這52週裡，跟這些領域相對應的改變，而非按順序分群。這樣可以讓你更投入、感興趣並維持積極度，進而取得全面性的進展。四種圖示說明如下：

- 壓力控管
- 專注力與效率
- 記憶力與抗老化
- 幸福感和成就感

每隔13週會出現一張定期檢核表，用來協助審視此時是否已完成應做的改變，如此就能自行追蹤進度，確保它們在生活中落實。

52週過後的生活

最終目標著眼於一旦完成52週的計畫，你會覺得壓力減輕、專注力增強、記憶力改善，相較於現在的自己，整個人感到更開心也更有成就感。

不過，要持之以恆地做完52種改變，恐怕沒那麼順利簡單。有時可能是挑戰有點難度，或是受自己的行程影響難以實行，這畢竟是人生常態，可別讓這種小差錯擊敗你。我們經常都在求取生活的平衡點，不時還得做點犧牲。當你察覺無力調節自己的精神健康時，只需謹記一點：明天又是嶄新的一天。懷抱著新動機和決心迎向每一天吧。說到底，能隨時落實這些制定的改變才最重要。

時不時地重溫本書，並以此為本持續改善自己的精神健康，維持最佳狀態。所以，不妨就把此方案作為自己的年度計畫吧。

自行彈性運用

本書雖然制定了52種一整年可遵循、並有一定進展的改變項目，但這終究是專屬各位的個人之旅，就用你覺得最有效的方式來運用這個計畫吧。我極力推薦各位至少花一星期融會貫通每項小改變，然後才進行下一個，但如果你覺得實在太簡單或已經融入生活成為習慣了，那不妨隨意挑選新的改變項目。此外，如果不想循序使用本書，想要跳著做也無妨。我只想強調幾點，一個是做改變得花時間，才能根深內化；二就是無論要用什麼順序做，都要確定這52種改變融入生活，因為它們本來就是要共同運作的。

心靈更快樂健康的好處

將改變融入生活方式以改善精神健康，好處良多。週復一週地完成這些改變，可望獲得以下好處。

＋提升生活品質　這些改變有助於減輕壓力、焦慮和擔憂，讓生活過得更充實圓滿。

＋增進抗壓技巧　能夠更從容、有效率地面對人生的挑戰，嘗試新事物和冒險時感覺更自在。

＋改善強化人際關係　能夠和所愛之人有更深刻、富意義的連結，得以樂享更健康有益的人際關係。

＋增長智識　腦力受刺激不但能產生更棒的創意，還會讓人樂意學習新事物。

＋提高效率　能夠專心致力於手邊事務，於公於私都變得更有效率。

＋樂觀展望未來　能夠享有更快樂、正面的人生觀，並延伸到生活中的各個層面。

＋心智年輕化　按部就班讓心智精神年輕化，記事情和回想變得更容易，能夠預防老化失智疾病。

＋自我重視　只要覺得精神矍鑠愉快，就會轉化成健全的自信心和自尊心。

Chapter 01 先整理自己

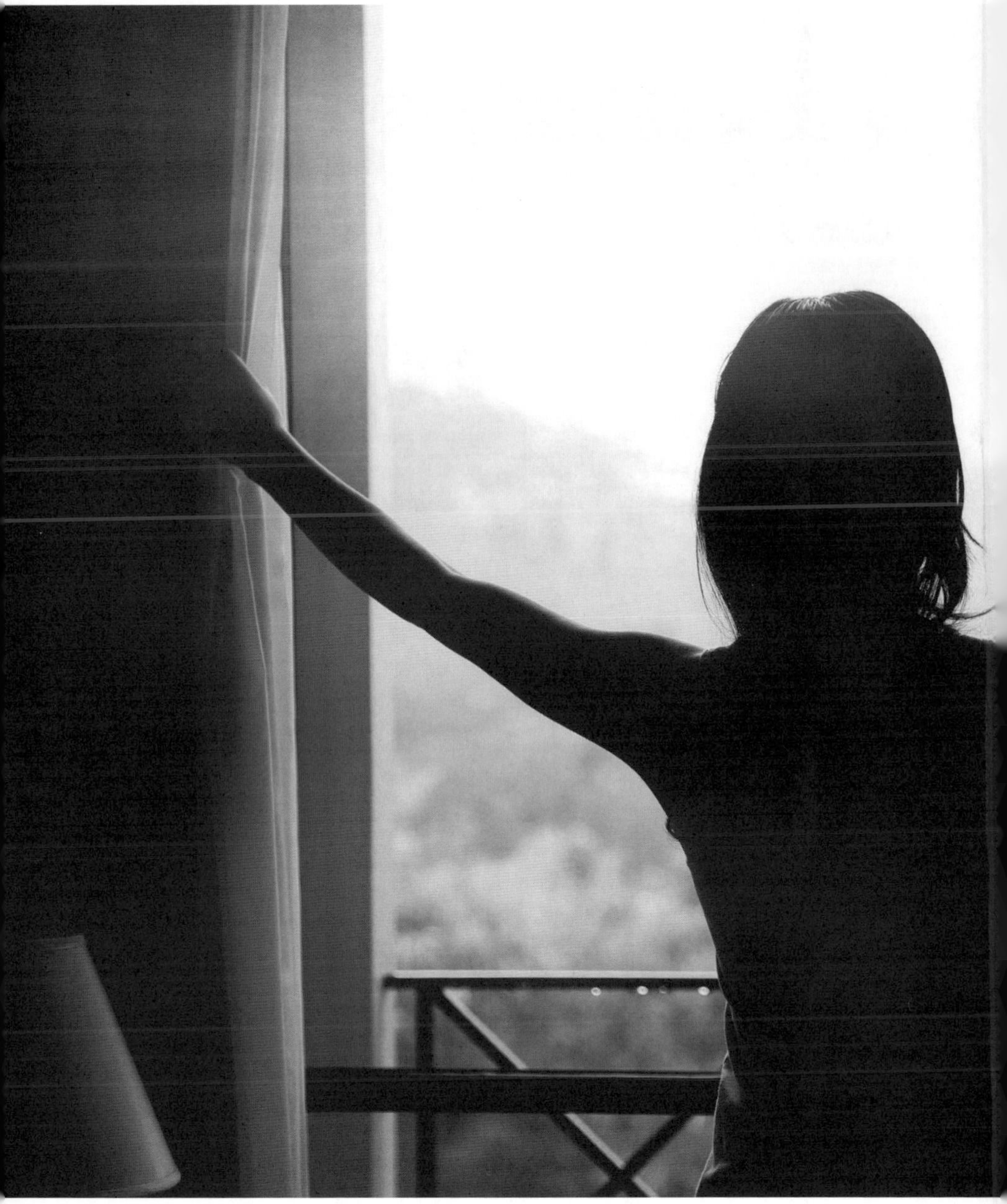

第 1 週 動筆寫下來

壓力控管 ☑ 專注力與效率 ☑ 記憶力與抗老化 ☑ 幸福感和成就感 ☑

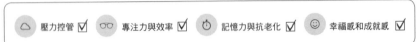

最讓我感到安慰的，是能夠寫下所有的想法和感受，否則我一定會窒息。——安妮．法蘭克

最初步簡單的改變，就是開始寫個人日記。寫日記能夠讓人暢所欲言表達自己最深刻的感受，不受他人審查、干涉和評斷所影響。寫日記也是跟自己內在深處思緒共處的好機會，讓人得以通徹思考人生百相，並以更富深意的方式加以探索。

小常識報你知

寫日記這件事可溯源至西元二世紀，古羅馬皇帝馬可．奧理略（Marcus Aurelius）所寫的語錄札記《沉思錄》（*To Myself*）。

面臨困局時，寫日記能幫我們釐清相關問題，更有能力看清事態，省思自己的行動思維進而解決問題。而跟他人有所誤會或意見不合時，寫日記也有助於讓人反思對方的看法，對於他人會做何感受及思考抱持更開放的態度。如此一來，我們對自己的說法會更具信心，想法也會更有條理，才能夠冷靜理性地解決問題。寫日記還能激發天馬行空的漫想，從創意、直覺更強的右腦發掘出創新的解決辦法。

持之以恆地寫日記，可以激發出更強的自我意識，與個人情緒做更深刻的連結，縱使這些情緒令人煎熬或痛苦。跟個人情緒、思維的連結越強，較容易接受未來可能經歷的成長和自我發展，得以更加確認自己的夢想、熱情、恐懼，以及哪裡需要有所改變。寫日記也讓我們較能跟原我自在相處、提升自信感，且更透澈地了解人際關係、各種情勢和需求後，妥善地對應處理。此外，表露個人感受有助於從過往經驗加以學習，不過要記得保持正面積極的心態。

傾訴情緒：免吃藥的抗憂鬱劑

二〇〇八年一份研究指出，相較於寫完無關情緒傾訴作業的病患，應要求而完成該作業的心理治療門診病人，在焦慮和抑鬱症狀方面有顯著減輕。

最後就是，寫日記有助於妥善管理壓力、增進幸福感。從筆下流瀉出想傾訴的感受，才不會一直憋在心裡；這樣一來我們會變得更冷靜、快樂，更有能力克服負面情緒。而當生活中有好事發生，寫日記也能讓我們駐足回首，細細品味良好感受的氛圍。

改變之道　每天寫日記

動筆（或打字）寫下來，是一種觸及內在思緒、感受、人生觀及個人體驗的心靈治療法。寫日記好處良多，不妨藉由以下方法來達成。

先訂定目標　一開始或許會覺得有些勉強，不過寫日記應該要自然而為。如果對這項練習感到陌生，可以設定一段時間，比如每天或每隔一天花個十分鐘，養成持續寫日記的習慣。一旦開始規律寫日記，應該會發現自己的情緒、感受和思緒變得更自由自在，甚至已超越了最初設定的目標。

盡情傾訴　寫日記沒有什麼正確法門。一切只攸關你自己、你的世界，以及你個人的情緒、經驗和思緒。就用日記盡情傾訴吧，也別多想自己所寫的內容。寫日記沒有規則可循。別去煩惱拼字、文法，甚至文章的長度。

選定主題　如果覺得卡住不曉得要寫什麼，不妨從當下自己的感受著手。上手之後，可以考慮每天或每週選定一個主題來寫。想想你的人際關係、你的工作、夢想和恐懼。讓自己的內在小孩說話，就像孩子那樣無拘無束地說出所思所想。並針對目前所面臨的處境或經歷的事情，對自己提出疑問。

低調保密　假使你在兒時或青少年時期寫日記，是為了讓父母、手足、朋友或其他人看，那麼你可能會對這個改變有些遲疑。就算過往經歷可能留下創傷，還是希望你能讓寫日記再次成為生活習慣。有許多方法可以確保隱私不外流，比起孩提時，身為大人的你有更多保護措施可用。如果偏好日記數位化，就在電腦裡把日記建檔，設密碼保護。喜歡用紙筆手寫的話，可以考慮把日記放進保險箱或上鎖，然後把鑰匙藏進書桌抽屜裡。

多媒體日記　如果你創意、藝術感十足，不妨將個人日記做成多媒體格式。可以自創影片或錄製音聲檔、素描、繪圖，或運用自己偏好的媒體創作工具。

記錄自己的變化　《7天養出一個好習慣》將讓你體驗到許多改變，所以不妨另外做個日誌記錄，或是在日記裡另闢一欄，專門追蹤記錄自己做改變時的進展、掙扎、想法和感受。將〈PART3：深度練習〉裡的活動併入日記裡，這樣就能一次到位。

第2週 讓樂音飛揚吧

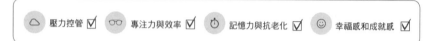

壓力控管 ☑ 專注力與效率 ☑ 記憶力與抗老化 ☑ 幸福感和成就感 ☑

音樂是一種道德法則。它讓宇宙有了靈魂，心靈擁有翅膀，想像得以飛翔，使憂傷與歡樂有如痴如醉的力量，賦予一切事物生命。——柏拉圖

音樂可能自生命初始之際便已存在。有些早期人類會製作樂器，像是用鳥骨和象牙雕出橫笛，據說可溯至三萬五千年前至四萬年前，而在其他物種中，鳥類和海洋哺乳動物在有生之年都會發出聲調彼此溝通。

作為普世語言，音樂點燃了全人類蘊藏的熱情和情感。當收音機播放出喜愛的歌曲時，我們立刻神采飛揚，療癒的歌曲舒緩了緊張情緒，而沉緩肅穆的旋律則讓人陷入沉思、憂傷或哀愁。音樂也能激發創意並振奮精神，無論是用腳輕輕打拍子、雙手擊掌，或是用全身舞動，音樂都能真切地觸動人心。道理很簡單，因為音樂具有轉換性。

研究報告指出，打從我們出娘胎之際（說不定從在子宮

起），音樂就開始發揮良好影響了。加州海沃德（Hayward）的范·德·卡爾博士（Dr. Van de Carr）在一九八〇年代所做的研究發現，寶寶和雙親在孕期內的互動，比如放音樂給未出世的胎兒聽，相較於缺乏這類體驗刺激的親子，兩者在早期語言發展、生理成長、親嬰關係以及成功哺餵母乳等層面有著顯著差異。孩子出生後，聽音樂有助於改善情緒、減輕壓力、提升睡眠品質、增強記憶力、增進大腦功能和認知能力。音樂甚至能夠強化專注力、提升效率與表現。

小常識報你知

有些調查顯示，座頭鯨會運用節奏、語法等多種相同元素，以及人類也使用的結構手法，來譜自己的音樂。

音樂也有助於醫治病患的痴呆症狀、焦慮及其他精神問題，並且運用於術後復原治療及癌症病患上。研究指出，音樂治療能夠增進舒適和放鬆感，有助癌症病人控制苦痛感，另一項研究則指出，音樂能夠改善生活品質。

聆聽音樂會讓大腦分泌直接影響精神健康的神經化學物質。舉例來說，褪黑激素可以改善睡眠品質，多巴胺可強化控制大腦的愉悅快感中樞。就算聽到不喜歡或覺得吵雜的音樂，也能激活我們的杏仁核——主導大腦挺身而戰或是逃離危險的情緒中樞，換言之，就是分泌腎上腺素。

讓音樂充分融入生活，對精神健康有著極為顯著的正面影響。《用音樂抗壓療苦》（*Manage Your Stress and Pain through Music*）一書的共同作者，暨柏克萊音樂學院音樂治療系創辦主席的蘇姍娜・B・漢瑟博士（Dr. Suzanne B. Hanser）說道：「大腦每一區幾乎都對音樂有某種反應，這種多元性的反應相當驚人，其影響程度幾乎沒幾種刺激物能及，而且它還是即時就起作用。一聽音樂我們就會改變。」

改變之道　每天抽空聽音樂

讓音樂成為生活中的亮點，並占有更重要的一席之地。訣竅如下：

選擇合用的裝備　有許多產品可以輕鬆方便地聽音樂。

手機、iPod或MP3播放器　笨重的隨身聽或CD播放器早已走入歷史；現在隨時隨地都能用手機、MP3播放器或其他裝置，比如iPod聽音樂。

耳機　買一副好耳機，尤其要在飛機、火車及其他公共場所等吵雜環境使用時，就更有必要了。選擇抗噪耳機可以阻絕擾人心煩的不悅聲響，讓音樂保持適度（安全）的音量。

居家音響設備　想要有絕佳音質，那就得投資高級的音響喇叭了。盡量選擇方便跟居家設備相容整合的新科技產品。

分類整理　把音樂下載到個人電腦的數位資料庫裡。用哪種應用軟體皆可，將自己的數位資料庫設為中央檔案庫，在這裡編輯創造符合自己心情的音樂播放清單。再把播放清單和喜愛歌曲載入行動裝置裡，就能隨時隨地聽音樂了。

擴展品味　你或許有自己偏好的音樂類型，但不妨也去找找其他類型。不同類別的音樂能引發不同的情緒反應和體驗。此外，比起聆聽熟悉的音樂，陌生音樂對大腦產生的激化也會有所不同。舉例來說，老是聽嘻哈或搖滾樂，只會生出某種情緒或精神反應。但如果能廣泛聆聽各種音樂，比如爵士樂、古典樂或歌劇，就能激發更多樣化的反應。定期更新資料庫，讓你的中央檔案庫與時俱進。

音樂常伴生活左右　無論居家或外出，且讓音樂融入你的日常活動吧。

下廚做菜時　聆聽某些輕快類型的曲調，比如西班牙吉他演奏、搖擺樂或爵士樂，做菜會變得更歡樂有趣。

做家務時　打掃、洗衣，還有處理其他家務時，搭配動感音樂播放，做起來會覺得更有趣也更有效率。

把音樂帶出門　在住家露台或庭院安裝一套防水喇叭，舉凡整理庭院、烤肉或辦戶外家庭聚會時，都能有音樂相伴。

開車時　拋開收音機，改用你的MP3播放器或手機吧。或是購買衛星收音機，連結到比較符合自己喜好的電台頻道。

遛狗或通勤時　遛狗狗或是搭公車、火車通勤時，聽自己喜歡的音樂，時間比較好打發。

做運動時　選擇高能量音樂來健身，可以增加運動強度。甚至可以靠新增的體能燃燒更多卡路里。

情緒誘導音樂盤範例

運動　電子音樂／舞曲

放鬆　環境音樂／沙發音樂

專注　電影配樂／古典樂

玩樂　排行榜流行金曲／另類音樂

激發創意　新世紀音樂／電影配樂

消遣娛樂　爵士樂／拉丁音樂／古典樂

回憶　八〇年代流行音樂

取代電視　看電視會讓人變得「耗呆」，反之，聽音樂卻能激活大腦。不妨把電視之夜改成音樂之夜吧。搜尋新的音樂、自創新的播放清單，然後和朋友、家人或所愛之人一起分享。

音樂治療　在《用音樂抗壓療苦》書中，漢瑟博士用了一整章篇幅來評估音樂如何影響個體及其心情。請使用〈Part3：深度練習〉的「音樂情緒評量表」，來評估不同類型的音樂對情緒和心理層面的影響。運用此表建立適用各種活動的播放清單，從而達成預期引發的情緒反應。

個人專屬樂曲　電影原聲帶創造了能夠傳達電影劇情的氛圍。《星際大戰》《不可能的任務》，還有《〇〇七》系列電影的原聲帶都是雋永經典。選擇能觸動自己內心和情緒的歌曲，自創個人專屬的生活原聲帶。選一首能大放個人異采的歌作為主題曲。想要感覺強而有力？靈思泉湧？還是性感？神祕？時髦？選擇讓自己有那種感覺的歌曲，在特別需要靈感或自我激勵時播放它們。

唱歌或演奏　研究顯示，唱歌或演奏的好處遠比只聽音樂多更多。「積極投入音樂活動時，我們會運用到更多大腦區塊，活動到更多身體部位，獲得極為豐富的體驗，這在即興創作新的音樂或跟著曲調唱和時尤其明顯。」漢瑟博士如此說明。如果你已察覺音樂活動是個發洩管道，那不妨引吭高歌或去演奏樂器，試著在每天或每週的例行公事中，增加自己的音樂練習。要是覺得做起來生疏，可以去當地的音樂教室或學校上個音樂課、淋浴時唱唱歌，或是跟朋友來個歡樂的卡拉ＯＫ之夜。

舉辦音樂鑑賞會　邀請親朋好友們來家裡，並請他們自備覺得別人不懂欣賞的最愛專輯或歌曲。請賓客討論各自的選曲、喜愛原因以及從中獲得的感受。替鑑賞會選定主題，假以時日就能涉獵到廣泛的音樂類型，還能讓賓客拓展他們的音樂品味。

第3週 展露潔白笑容

壓力控管 ☑ 幸福感和成就感 ☑

微笑吧，那是免費的心理治療。——道格拉斯．霍爾頓[1]

遇到壓力超大或諸事不順時，很容易忘記微笑是我們還能樂而為之並從中獲益的一件事。無論面臨怎樣的狀況——像是跟太多期限奮戰、疲於應付緊繃的人際關係、蒙苦受難，或單單只是倒楣了一天，總是會有讓人無法輕易展露笑容的時候。但是，多做點努力還是值得的。

古諺有云：「逆來順受」，但處在壓力或難過的狀態下，只會覺得這是不切實際的陳腔濫調。不過有研究顯示，只要一個微笑就能對我們的健康、精神狀態和整體觀感大有裨益。首先，微笑有助於減緩心跳速率，降低壓力水準。由堪薩斯大學的塔拉．卡夫（Tara Kraft）與莎拉．普雷斯曼（Sarah Pressman）所做的研究顯示，即便是緊張狀態下硬擠出來的不自然微笑，還是能減

1 Douglas Horton（1891-1968），美國新教牧師。

緩受試者在壓力回復時期的心跳速度。微笑對心情影響甚鉅，微笑時大腦會分泌腦內啡，再由脊柱將愉悅感的訊息傳導到全身各處。這種神經傳導化學物質能減輕身心方面的痛苦症狀。

小常識報你知

更先進的超音波檢查讓醫生得以看見嬰兒在子宮內已開始微笑，這種本能反應可能是為出生後的生活預做準備。

臉部回饋反應理論也證實，微笑能讓我們感覺比較好過、心情好轉，就算強顏歡笑也一樣。笑得越多，正向快樂感越強。同理，盡量少做皺眉等負面表情，越能減少悲傷之類的負面情緒。英國威爾斯卡地夫大學的麥可・路易斯（Michael Lewis）博士在其研究中，替受試者的皺眉肌注射了肉毒桿菌。無法做出皺眉等負面情緒表情的病人，比起那些沒接受注射者，在負面心態上有甚為顯著的改善。

除了能減輕壓力、改善心情外，個人的微笑通常也能引發周遭其他人跟著笑，營造出愉快氣氛。這種富感染性的反應不僅會讓當事人感到更快樂，其他人亦然。微笑還附帶了其他的社交好處：會給人更有魅力、好親近的印象。而從老化觀點來看，笑容所造成的皺紋其實會賦予外貌更愉悅、更有自信的觀感。

所以說，微笑是一種全效性的天然「藥方」，有助我們心情愉悅、表情開朗，還能減緩老化！

改變之道　盡可能天天微笑

有很多事物會讓我們自然而然綻放笑容，但如果不習慣，或是整天都被不得不的操煩事轟炸時，就得多費點功夫才笑得起來了。

弄假成真　就算當下並不想笑，還是假裝一下吧。一開始可能覺得會很假，但起碼它對個人身心仍有上述好處。此外，只要常常練習微笑，以後就會越笑越自然了。

小常識報你知

朗．古特曼（Ron Gutman）曾在他的「泰德演講」〈微笑隱藏的力量〉中說到，孩童平均每天微笑多達四百次，而只有三分之一的成年人每天微笑超過二十次。

花時間陪小孩跟寵物　小孩跟寵物最容易讓人自然而然流露笑容。他們好嬉鬧、無拘無束以及好奇心廣泛的天性，都使他們成為好玩有趣的存在。身為父母或寵物主人，不妨多多享受跟自己孩子及動物們相處的時光。如果沒孩子也（或）沒寵物，也能藉由其他方法接觸，比如幫朋友看小孩或照顧寵物，到學校、動物庇護所或動物醫院做志工。

仿效電視主持人　觀看晨間節目或娛樂節目時，你會發現許多主播和主持人總是面帶微笑。想像自己是電視主持人，無論說什麼都要面帶微笑（但遇到壞消息時千萬別笑）。

善用提示物　策略性地放些提示小物能讓你整天不忘微笑。比如陳列子女或孫輩的照片，把寫有正面訊息的便箋貼在家裡主要活動處，將電腦警示設得歡樂有趣，或是設定每日一郵收到勵志語句。選擇最適合自己的提示物善加運用，好讓自己展露微笑。落磯山大學社會行為科學研究所的教授，大衛·索利（David Solly）博士則建議我們自創一個「精神糧包」，收進那些讓我們歡樂或平靜的事物，比如曾經開心造訪過的地方、喜愛的活動嗜好或個人的成功事蹟。在家中和工作場所隨處擺放這些暗示，讓自己隨時不忘微笑。

轉負念為正念　一旦發現自己開始負面思考，請試著用微笑來化解，將情境轉為正向。比如錯過通勤公車時，可以微笑想想，這樣說不定會認識新朋友、遇到舊識，或是在忙亂的一天開始前，多賺到了一小段休憩時光。

找個絕佳消遣活動　覺得壓力特大或超難過時，就找個有趣或輕鬆愉快的消遣來做吧。去看看「每日一笑」的網站或書籍還滿不錯的，也可以上YouTube或其他網站看看趣味短片，或是翻看自己某些相片自得其樂。

對陌生人微笑　對完全不認識的陌生人微笑可能很怪，端看你住在什麼地方而定。儘管如此這麼做卻會讓人信心大增、感到快樂，當然也會將這種氛圍感染給他人。一開始可能會畏怯不前，但多做個幾次就會越來越上手了。

強化自己的微笑　微笑有兩種。發自真心微笑時，眼角肌肉會牽動（亦稱「杜鄉的微笑[2]」），另外一種則是刻意的微笑。大多數人都能區分兩者的不同。盡量練習笑到弧度最大最自然，這樣當你露齒微笑時，大家都會覺得你是真心的。先對鏡擺出一般的無表情，注意自己顯露出何種神情及氣息。接著，彷彿要拍照似的露出微笑，可以說「cheese」來輔助。然後再觀察自己流露的氛圍和整體外貌。最後，把微笑擴大到連眼角都皺起來的程度，並留意觀察綻放笑容時所展現的氛圍和魅力。只要能意識到臉部表情不同所帶來的神情變化，你的笑容就能日益成長。

升級成大笑 微笑自有其好處，而大笑則像是打了類固醇的微笑。大笑可以緩和焦慮和恐懼，改善情緒和外貌，讓人更容易去解決困境和沮喪。大笑也能幫助我們不再糾結於氣憤、怨懟和憂慮等負面情緒上，轉而集中在更正面的情緒。

---

2 Duchenne Smile，是指發自內心的微笑，以發現此種微笑的法國生理學家杜鄉（Guillaume Duchenne）命名。

第4週 做個有目標的人

專注力與效率 ☑ 記憶力與抗老化 ☑ 幸福感和成就感 ☑

想要快樂的人生，就要在乎目標而非人事物。

——艾伯特．愛因斯坦

無分老少，訂立目標都是一種獲益良多的訓練。訂立目標加以實現，會賦予人生更遠大的意義和決心、增加幸福感，對於做決策和區分輕重緩急都能更有條理。

訂立的目標無分大小，都能促進獨立思考，這是獲致幸福的重要因素。但除非訂立真實可信的目標，否則就無法得見真正的益處。領導學與動機領域的權威，馬里蘭大學商學院名譽退休教授艾德溫．盧克（Edwin Locke）博士如此說道：「仿效他人目標來決定自己目標的人，永遠不會快樂。一旦這麼做，你就再也掌控不了自己的人生。」不過，只要定出符合個人價值觀、興趣以及人生企望的目標，就有助於自由獨立地思考，成為自己所想要成為的人，對於自身的成敗會有強烈的責任感和全力以赴感。

訂立目標能夠強化自尊心，這也是促成幸福的要素。每次只要達成目標列入成就表裡，就印證了自己有能耐完成立志要做的事，自信心因而增強，也會變得更相信自己。益發了解自身實力和擅長的面向後，設定新目標也會變得游刃有餘。這種自信感有助於消弭負面想法、疑慮和懼怕，培養出更積極正面的看法和樂觀進取的態度。

訂立目標也有助於抗老化。隨著年歲漸長，我們可能會變得茫然無所適從，尤其是在孩子長大離家以及自己屆退休年齡時。訂立目標可以延續生活目的，把我們推出舒適圈。目標會激勵我們發揮幹勁、挑戰不懈，培養新技能、新思維和新看法，讓人自發性地持續學習。常保成長型心態，才能對自身生活和未來產生動機和興奮感，並且活化心智保持開放、靈活，而這些對預防老化和保存記憶都具有重要功效。

最後就是，訂立目標能讓人對自己的努力做出輕重緩急之分。而為了達成該目標，則必須卯足心思、傾全力投入奮鬥。

改變之道 朝目標勇往前進

如果覺得人生茫茫然無所適從，那麼訂立目標能幫助你重新振作。運用以下方法可定出有意義的目標，激勵你邁向更大的幸福。

選擇自己真正的目標　要避免訂立反映他人信念或價值觀的目標。比如出於父母親的期望而去從醫，基本上你所選擇的是父母親的目標。請依自我的想望和價值觀規劃出自己的目標。

大處著眼、小處著手　只訂立大目標的話，可能會覺得難以招架，因為它們通常比小目標更費時間、精力，這點很可惜。不妨把大目標拆解成較容易上手與管理的小目標集合體（想想7天養出一個好習慣）。每次完成一個小目標後，受到激勵會想要繼續下一個，到最後自然就完成了更大的整體目標了。每一次的小成功都會帶來極大的快樂和成就感。你或許想跟朋友多相處、多花時間在某項嗜好上，或者想多增加冥想或練瑜伽的時間。所有這些看似普通的小事，其實都是值得支持的正當目標。有些時候，生活中的小事反而是最大的快樂泉源！

以SMARTE原則設定目標　許多專家建議目標管理應符合「SMART原則」：具體（specific）、可量化（measurable）、可達成（actionable）、具相關性（relevant）和及時（timely）。不過我倒想敦促各位找出該目標的關聯情緒（emotional），形成SMARTE原則。無論選擇怎樣的目標，都必須得是你自己想要實現的才行。請使用〈Part3：深度練習〉的「SMARTE目標備忘錄」，引導自己制定目標。

替目標做紀錄　無論目標規模大小，都詳實記下自己的進展、遇到的挑戰和克服困難的經過，這樣能促發自己更投入達成目標的過程。寫日誌也讓人有肩膀去承擔，對自己的成功和成就懷抱責任感，且更認真地看待目標。只想著目標種種卻沒進一步寫下來，很可能就會輕忽過去，甚至根本不把它當一回事。

小常識報你知

多明尼克大學蓋爾．馬修（Gail Matthews）博士的研究顯示，以書面方式記錄個人目標，並將執行進度持續記入日誌的人，比起只是用想的人，成功機率平均高出33％。

勇於承擔責任　跟別人有共同目標時，我們會覺得責任重大。比如說，你想要減肥，又知道有朋友或親人也想減肥，這時找大家一起共訂目標就很不錯。可以彼此互相打氣，給予精神上的支持，熬過這段辛苦的實踐期。只不過要記得選對人，就是對方要跟自己一樣有熱誠去實踐目標才行。

騰出時間　一定要找時間實踐，目標才能成功。把所需耗費的時間納入考量，這樣才能在自己期望的時間點完成預想的內容。同時也要注意，時間表的設定必須實際可行。

獎勵自己　成功完成一個目標時，不忘獎勵自己的努力付出。

目標多樣化　訂立多元化的目標。不要自我侷限於單一領域，比如職涯。接觸的生活面向越多元，才會覺得自己益發成熟發展且更有成就感。從個人興趣出發，想辦法在性靈、知性或體能等方面替自己的人際關係訂立目標。可建立一個目標矩陣表作為輔助，在上面列出想嘗試的各種生活領域。每完成一個目標，就換到矩陣的別種面向上。

目標管理 SMARTE 原則

進階詳解

制定目標時採用SMARTE原則，能提升成功機率。

具體：目標必須是明確具體的。可自問：

＋想要完成什麼事情？

＋該目標為什麼重要？

＋需要哪些人來協助完成？

＋做到哪裡算達成目標？

＋完成該目標需要採取哪些步驟？

可量化：目標要可以衡量才有辦法評估進度，了解進行方向是否正確。

可達成：目標必須是可以達成的。可自問：

＋我能夠努力執行該目標嗎？

＋我有本事完成它嗎？

具相關性：目標應該跟個人本質及實踐價值密切相關。可自問：

＋該目標對我有意義嗎？

＋有符合我的需求和價值嗎？

及時：為目標制定完成期限，以承擔責任並持續進行。可自問：

＋我希望何時完成該目標？

＋近幾天、近幾週，或一年之內可望達成什麼？

關聯情緒：目標要能讓自己幹勁十足，抱持滿腔熱血勇往直前。可自問：

＋我對該目標感到興奮嗎？

＋我有充滿幹勁想完成它嗎？

＋我能維持高昂士氣直到完成嗎？

第5週 列出清單

壓力控管 ☑　專注力與效率 ☑　記憶力與抗老化 ☑　幸福感和成就感 ☑

想要有效率地完成更多事情，祕訣就是每天都要列出待辦清單，一目瞭然，並以此作為整天行動的依據。

——讓・德・拉封丹[3]

本週的改變項目好像太簡單了，不過，列出一天、一個月或一年內想要（或必須）完成的事項清單，大大有益於消除壓力、提高效率以及增強幸福感。

若要憑空記住那些漫無止境的必做之事，我們確實會覺得喘不過氣，但只要花時間寫下來，將忘東忘西以及因此付出代價的可能性排除，壓力就會緩解。根據心理學博士索妮亞・柳波莫斯基（Sonja Lyubomirsky），《這一生的幸福計畫》作者所言，記憶區的運作最多只能同時記住七至九件事情。但列出清單，可以讓人騰出腦袋去進行分析、理出優先次序，甚至還能分派任務。

3 Jean de La Fontaine（1621-1956），法國詩人，以《拉封丹寓言》聞名於世。

修訂清單能讓我們綜觀必辦的事項，並且對看似雜亂無章的成堆工作進行整理分類。更容易區分自身責任的輕重，能夠避免一心多用（在第六週會說明一心多用對效率的不良影響）及過度專注，大幅提高產能效率。而替待辦事項標上到期日時，我們也會特別留意哪些是最急迫的。

完成待辦事項後在清單項目上打×或打勾，強烈的成就感會成為獎勵。我們會覺得自己成功了、很能幹、夠專業，自信和自尊心變強，最終也會變得更快樂。

改變之道

列出待辦清單

清單的作用就如同記憶庫的外接硬碟，會督促自己保持專注，把難以負荷的內容變得能夠管理。不過要是沒巧妙地加以運用，清單也會成為沉重負擔，為生活增添更多壓力。請遵循以下幾點基本原則：

選擇自己的模式　喜歡用紙筆記錄的人，選用筆記本或日記本來修訂清單或許最容易。另一方面，如果偏好便利的科技，那就用手機或其他行動裝置來修訂清單。用科技取代傳統紙筆還另有好處：清單可以跟行事曆同步、建立提示，做修訂更新都很方便。另外還有清單製作／追蹤的應用軟體，以及跟個人手機和電郵帳號同步的線上工具可用。總之，清單是為了讓生活變輕鬆，而不是更辛苦，所以要選擇最符合自己行事作風的有效模式。

務求簡明好管理　清單做得越複雜，就越不可能乖乖照著去做，反而還會覺得難以招架。過於繁複的清單會造成壓力和混亂，甚至可能妨害為了完工所付出的努力。同樣地，任務太龐大也會讓人特別難承受，無法克服。待辦事項務求簡單明瞭，與其試著一口氣處理超大型任務，倒不如把它拆解成小任務來處理。隨著每項小任務取得成果，才會持續有動力去完成更大的任務。

以期限日做統整　清單務求井然有序，這樣才不會把長期事項跟短期事項弄混。清單裡若同時併入這兩者，很容易造成雜亂無章，辦事能力和續航效能都會受阻。把當天必辦完成的事項獨立成一欄，再把可容稍後完成的事項另立一區。根據《搞定！：工作效率大師教你，事情再多照樣做好的搞定5步驟》的作者大衛．艾倫（David Allen）所言：「要是每日待辦清單上出現非當天必得完成的事項，那麼真正有此必要性的事項，其重要性就會被削弱。」他勸大家寫下自己得記住的一切，有效率地歸檔。他也說到，我們應該建立一個攸關今日和未來幾日的當下事項清單，以及「到期備忘檔案」資料夾，將下個月、甚至接下來十二個月的待辦事項提醒都統整進去。至於簡單明瞭這點，大衛則推薦我們建立每日清單和每週清單，並另外設立一個收納長期事項的「未來檔案」。每週或隔週重新檢視未來檔案，留意其中是否有哪些事項應該移到當下事項清單裡。

以目的性做統整　「事務清單」（比如購物清單、賓客名單和打包清單）絕對名副其實，它們也有助於減輕漏忘的壓力，但應該要有別於需要自己明確做些什麼的清單。還有就是，名單內容不能毫無限度。比如「想想家族度假」這種就相當籠統，但是「替家族選擇度假地點」，就表明了要有明確結果或決定的意味。同樣地，「為了買夢想屋而工作」固然重要，主題卻很空泛漫無邊際；相對地，「替買房存款帳戶存一萬元」則意味著在既成的任務中要求行動和結果。

按自身生活領域理出清單　將個人待辦清單和工作待辦清單區隔開來，有助於避免分心。比如你正根據清單要在重要截止日前完成工作，卻看到清單上出現「打電話給獸醫約診」，這就會讓你分心、占據心思並削弱專注力。

列出優先順序　每天檢視你的清單，並以A、B、C標示等級，A代表最急迫或最重要的事項，B是程度較次要的，C則是必要時可以再等等的。在著手進行一天的工作時，依輕重緩急的順序處理它們。

克服反感　要是注意到行動清單上有事項不斷重複出現，那就表示延宕正在發生。拖延常常出於三種原因：(1)那件事並非非做不可，或者其實沒那麼重要。(2)該事項困難度太高。(3)即使有其必要性，但我們實在興趣缺缺，與其達成要求在清單項目上打勾，我們寧可去面對沒做的可能後果。若是出於第一種原因而被推遲，那麼該事項首先就不該出現在清單上。若是出於第二種原因，或許就要尋求協助、委託他人，或是去充實完成該事項所需的資訊。不過，若是第三種原因造成阻礙，不妨考慮請求他人幫助好撐過去。或是把它列為首要之務先解決，這樣它就不會礙著你去從事其他比較愉快的事項了，而且還會讓你很有成就感。

回顧並嘉許自己　每天結束時，回顧清單看看完成度如何。如果還有事項未完成，就把它們列為第二天的首要項目。要是發現自己完成了特別耗時或棘手的事項，不妨小小自我慶祝一下，可以稍事休息或找點樂子獎勵自己。

關於非清單事項

我們一天當中都需要短暫小休，不過停工待機跟拖延之間卻有微妙的界線。倘若懷疑自己有浪費時間之嫌，不妨追蹤看看自己在非清單事項上花了多少時間。記下自己花在以下活動的時間：講私人電話、上網閒逛、使用社群媒體、看電視，以及無謂的工作會議。先了解自己在非必要事務上所花的時間，再來決定自願放棄多少生產力，以及到底需要多少待機時間才夠。接著再把短暫小休刻意安排到一天的日程裡，明訂起迄時間，減少時間浪費。

保有務實、變通性及寬容心　世事難料，難免會遇到完美計畫意外受阻的時候。比如困在講電話好幾個小時；臨時被叫去參加預定外的會議；小孩急病需要你去學校接；或是遇到車子爆胎無法完成任務。沒人料得到途中會發生什麼小延誤，所以就算沒能盡如己意地去進行，也要保持變通的彈性，寬大為懷。遵循自己的優先順序，倘若無法面面俱到，至少要處理那天最重要的事項。並且記住，明天又是嶄新的一天！

第6週 做個專心一意者

壓力控管 ☑ 專注力與效率 ☑ 記憶力與抗老化 ☑ 幸福感和成就感 ☑

我學到的寶貴一課就是，專注投入才是不二法門。

——黛安・索耶[4]

我們活在一個一心多用的年代。寫電郵給同事時，我們還一邊查看社群媒體、在線上聊天、講電話。在特定情況下，一心多用或許還不錯，比如邊看電視邊摺衣服，但如果遇到需要一定專注力、確保安全性或配合截止日的活動時，我們最好能全神貫注地進行。

一心多用看似能夠更有效率地做事，實則阻礙了我們的生產力並平添壓力，對記憶力和幸福感有不良影響。許多一心多用者認為自己深諳此道，然而研究卻顯示，一次只專注做一件事，生產力反而更高。猶他大學的詹姆士・瓦森（James Watson）在二〇一〇年的研究中，讓受試者一次同時做兩件事。僅有2.5%的人

4 Diane Sawyer，知名美國電視新聞記者。

表現如常，其他97.5%的人則表現失常。此外，一心多用成習慣也會造成長遠的影響。史丹佛大學研究發現，重度一心多用者難以過濾環境中非相關的資訊，腦組織能力降低，無法順利進行作業轉換。而研究也指出，學習時一心多用，分心會造成學習力低落。

小常識報你知

研究顯示，人一旦被打斷，就要多花50%的時間和心力來完成事情。

一心多用也會造成壓力升高，影響記憶力。持續受刺激會造成腎上腺素分泌（一種壓力反應），長期下來會損害形成新記憶的細胞。因此，經常在高壓力狀態下一心多用，也會造成短期記憶力喪失。

既然一心多用壞處不少，為什麼我們還這麼愛用？這很可能是一心多用所增強的刺激導致了多巴胺分泌，暫時強化了幸福感。但長期而論，持續分心仍舊會損害我們的幸福感。

盡全力完成工作且表現良好時，我們會感到極大的喜悅。但是一心多用，卻是犧牲工作品質來換取數量，由於缺乏真正的成就，只會感覺到疲累和沮喪。此外，一心多用時所接收到的超載情報，也會讓人難以區分優先順序和做決定，而這些都會減少我們的整體幸福感。

改變之道　一次只專注一件事

學習專心一意，有助於改善效率和專注力，還能減輕壓力。

鍛鍊自己的專注耐受度　如果一次專注一件事有困難，那就替自己設定時間。第一天，先從集中精神二十分鐘，小休五分鐘這種週期做起。第二天，增長為三十分鐘一週期。再隔天，增加成四十分鐘。持續增量到能專注工作一至二小時不間斷。

監控自己的思緒　嘗試專注時，如果覺得自己開始恍神散漫，請把思緒拉回來，重新導向自己手邊正在做的事。假設正在寫電郵給客戶，卻一邊想著：「我得安排個電話會議」或是「不曉得有沒有人在我的臉書按讚」，請停下來，把心思導回現下在做的事。假如沒辦法從其他事情上移開心思，請做個機動待辦清單，把當下想到的事情隨手記下來。這有助於處理思緒，重新專注於手邊的正事。

善用自己的生理節奏　有些人在早上比較能集中精神，其他人則要晚些時候才做得到。了解一下自己的專注力高峰期落在什麼時候，低落期又可能是什麼時段。把重要工作安排在自己最能專注的時間進行，效率低的時段再來做比較瑣碎的事。比如說，知道自己大概下午三點就會開始精神渙散，那就在這個時段做些不太需要聚精會神的工作，像是打電話、文件歸檔、整理，在家的話，就做做洗衣或打掃工作。

營造最佳環境　既然全神貫注很重要，那麼選定工作聖域就勢在必行。在那裡時應該要心無旁騖：移除電話、電腦（除非需要用電腦來工作）、電視、遊戲機，或各種可能害你分心有的沒的東西。這個空間要有點舒適又不是太舒適，才不至於太放鬆或變得懶散。燈光不要太亮或太昏暗，室溫要適中，環境也不要太吵。

改換環境　有些人會覺得整天、每天都在相同環境工作，很難集中精神。這樣的話，換個場所會有助於重新投入工作和任務。找出幾個容易聚精會神的不同地點。

去除雜亂　維持環境整潔，清除無關緊要的紙張、便條紙和其他無謂的物品。好好整理工作區域，讓自己能全神貫注在需要完成的任務上。

小常識報你知

美國聯邦政府報告指出，二〇一一年有三千三百三十一人死於分心駕駛肇事的意外，更有三十八萬七千人因此受傷。

開車時不要一心多用　比起單手拿著手機講電話，車用電話或免持裝置雖然比較安全，但開車時還是盡量別講電話比較好。還有絕對不能做的，就是手握方向盤邊打簡訊。

精簡用電腦的時間　如今用電腦工作已經稀鬆平常了。遺憾的是，這也助長了一心多用的歪風。不妨利用以下訣竅管理電腦，專注於工作上。

網路瀏覽器　使用網路來工作時，盡量不要同時開好幾個視窗。最好一次只開一個視窗跟一個瀏覽器分頁。

應用軟體　電腦螢幕保持清爽，每次只開用得著的程式和應用軟體。因此，請關閉所有沒必要的文件和應用軟體，避免自己分心。

警示提醒　電腦的音效和警示也會讓人分心。每次「叮」一聲都會打斷我們的注意力，得重新再凝聚心神。關掉電腦的音效以及所有沒必要的警示提醒。

安排電郵和社群媒體時段　社群媒體和電郵可能會浪費大量時間。與其整天都耗在這些活動上，不如替它們排定專屬時間。比如說，除非工作上經常需要用電郵溝通，否則一天發信兩次就好，每次整整三十分鐘，比如早上十點到十點半，以及下午三點到三點半之間；社群媒體時段可以設在早上八點花個十分鐘，下午再檢視一次。

第7週 避免社會性比較

壓力控管 ☑ 幸福感和成就感 ☑

「孩子啊，」獅子說，「我說的正是你的故事，不是她的。人只需要聆聽他們自己專屬的故事。」

——C・S・路易斯，出自《奇幻馬和傳說》[5]

我們從年輕時就開始和別人做比較。孩童時期跟同學、手足、隊友及朋友做比較，年紀稍長之後，比較對象則調整成鄰居、同事，甚至名人。無論比的是成績、長相、收入、自家孩子、家人、財產或幸福感，這種習慣經常徒留空虛及欠缺感。

有些時候做比較也有好處，比如能激勵我們設定新目標或成為更好的人。但是反例則更多，做比較剝奪了喜悅感、平添壓力，還催化了失調行為。它會逐步侵蝕自我價值感、貶抑自我成就，並危害個人的人際關係。做比較也會引發憤恨和嫉妒的情

5 Clive Staples Lewis（1898-1963），威爾斯裔英國知名作家、詩人。以兒童文學作品《納尼亞傳奇》（大田出版）聞名於世。

緒，甚至會導致親朋好友間病態的競爭關係。此外，當比較行為驅使個人以非理性的消費來趕上「富人」時，自然也對財務造成傷害。

小常識報你知

二〇〇五年《經濟學季刊》所刊載的研究報告發現，得知鄰人收入比自己高的人，幸福程度會降低。

之所以覺得需要做比較，是因為我們總認為自己不夠好。這種想法和感受造成了總是需求冀望更多的無止境循環，對於自己既有的永不饜足。此外，靠比較來確認自己做得好，也有礙腳踏實地真摯過生活，反而讓別人左右了自己的感受、期望和生活方式。相反地，能夠自我肯定的人無須多做比較，因為他們知道自己選擇了最佳生活方式，既符合自身價值觀又適合自身境況。

改變之道

停止和他人做比較

如果你已經淪為不停做比較的受害者，這項改變可能極富挑戰性。儘管如此，藉助自我察覺及一些練習還是能夠大有所為。一旦感受到停止這種行為的好處——幸福感和自尊心增強、人際關係改善和壓力減輕，就比較容易維持不比較或少比較的心態。

提高自覺意識　做比較這種習慣，有可能根深柢固到連自己都沒察覺。對這種行為建立起自覺機制，隨時注意各種比較的想法，比如：「真希望自己像——一樣」「真希望自己做跟——一樣」或是「真希望我的另一半可以更……」這些想法經常會伴隨著對自己的負面感受以及貶抑的自我價值。

認知與理解　萬一發現自己正在做比較，首先要做的就是停下來，體認到自己正在做這件事。不要為了做比較而自責，而是接受已經這麼做了的事實，並且自問：「我為什麼覺得需要做比較？」想一想自己對此有何感覺，以及對自己有何影響。有因此覺得難過、嫉妒或羨慕嗎？有因此覺得怨恨他人嗎？

重新聚焦思維　許多的比較是出於我們認為或覺得自己不如人。把思考重點放在人生美好的事物上，將思維方式由負轉正。與其想著「我想要」或「我希望」，倒不如聚焦在覺得感恩感謝的事物上。提醒自己「更多」並不一定等同於快樂。寫下讓自己覺得幸福快樂的事。細數自己所擁有且值得感激的事物，而非所欠缺的那些。

基於自己做選擇　做比較經常導致我們去奢求跟自身需要、喜好幾乎無關的事物。人生中的選擇要取決於自己強烈的想望，而非受外界影響自以為想要的。例如想要減肥十磅，是出於自己想要這麼做，而不是因為在意其他人的想法。又或者想買部新車，應該要出於自己真心喜歡、想要那部車，而非鄰居或好友有同樣的車，而你想要打入他們或不落人後。做決定是要讓自己深深覺得滿足，而不是讓別人印象深刻。

建立自尊心和自我肯定　人之所以會去做比較，有很大原因是因為不接受原本的自己。越是能擁抱自己、愛自己，就會對自己所擁有的生活感到平靜與滿足。

了解自己的價值　越了解自己的價值，以及身為人對自己真正重要的是什麼，比較行為就會逐漸減少。自我價值會左右個人的選擇和決定，讓人不那麼在意其他人所擁有或所做的事。花點時間想想，什麼對自己而言最重要（比如家庭、金錢、感激之情、幸福、正直、誠實），並寫下最珍視的人生五件事。

讚揚自己的獨特性　每個人都獨一無二，這絕對值得讚揚！如果大家都一樣，世界會變得多枯燥乏味啊。很想做比較的時候，請提醒自己正是獨特性造就你的不凡。甚至可以進一步特地選擇與眾不同，選擇異於他人的冷門路徑也沒什麼不好。既然做了與眾不同的選擇，也就刻意消除了做比較的可能性。

觀察自身能力　若是對自身的匱乏開始悲觀，請想想自己所有的卓越特質。你可能生性慷慨、和善、領導力絕佳，或是很有歌唱才華。提醒自己回想起那些你所具備、而別人還巴不得能擁有的出色才華。

眼見不一定為憑　人性使然，我們都想給人好印象。有些人或事表面看似光鮮亮麗，但其實並不盡然。比如說，看似婚姻幸福美滿的夫婦，私底下其實爭吵不休。又或者某個朋友有華宅、名車，還常出國度假，但她心底其實很寂寞、不快樂。事涉他人時，我們得知道自己看到的只是拼圖的一小角而已。

著重非物質事物　做比較常常著重於人所擁有的物質或數量，而非品質。車子、衣服、房子、收入，諸如此類的都能夠量化。然而家庭、健康、朋友，還有我們的生活體驗，才能讓人生變得更豐富。多花點時間去享受事物的非物質面以及個人的人生旅程，不要只想著自己所擁有或欠缺的「實質物品」。

少批評別人　就像跟別人做比較是無意義的不良行為，批評或論斷他人來讓自己覺得好過也一樣。試著支持他人的獨特性、欣賞其差異性，一如我們也應如此對待自己。

避開會引發比較的活動 有些活動就是比其他活動容易招惹出比較行為。比如看八卦報紙和某類電視節目，就容易引發優越感和比較心態。至於道人長短，當然也是典型的比較活動。生活中盡量減少這類活動，把重心放在更有意義以及能引發正面特質的活動上。

解決羨慕心態 老是覺得嫉妒或羨慕他人，請去驗明羨慕的出處。穿透表象直抵內心，去深究造成這些情緒的真正原因。是出於不安全感？還是工作和收入所致？或是人生中缺乏堅實的人際關係？試著從這種局面抽離情緒。客觀持平地去讚美他人，思考自己要怎麼把那些特質帶進生活中，消弭羨慕情緒。請把某人當作激勵來源或是好榜樣，而非當成競爭對象。

第8週 靜思冥想

壓力控管 ☑ 專注力與效率 ☑ 記憶力與抗老化 ☑ 幸福感和成就感 ☑

當下即充滿喜樂。但你要非常留意才能得見。

——釋一行禪師[6]

說到「冥想」這個字眼，腦海裡可能會浮現僧侶在遙遠西藏寺院高聲誦念「唵」的印象。其實冥想很容易上手，幾乎隨時隨地都能做。已有數千年歷史的這項活動，對身心健康裨益良多。練習冥想的人會體驗到平靜、祥和及平衡感，就算冥想結束了仍然如此。

練習冥想的人能夠清除心中雜念，將清明智慧和聚精凝神帶入生活中，並獲得新見識、享有更積極的人生觀，能夠更妥適地處理壓力，獲致更深層的自我覺察。

在記憶力和學習過程上，冥想也有正面而持久的影響。研究

6 越南人，世界知名的佛教領袖、作家及和平主義者，一生致力於人道主義工作，倡導世界和平。

顯示，持之以恆地冥想能促進大腦海馬迴的灰質增生，強化其他有關學習和記憶的腦部結構，同時能降低攸關壓力減輕的杏仁核灰質密度。冥想也讓人得以平靜心靈、摒除雜念，聚精會神增強專注力。華盛頓大學的研究指出，參與冥想計畫的受試者在任務切換的次數上明顯減少，能夠更長時間地專注在任務上。相較於未參與冥想計畫者，前者能夠更精確地回想起自己執行的工作細節。

最後就是，冥想要求我們定心停留於當下、不評判，超越傷痛、負面思考和經驗，如此方能找到自己的內在平和，獲致更大的正面能量和快樂。

改變之道　每天冥想二十分鐘

冥想的方法及形式眾多，可從中自由選擇。不過新手最好從簡易等級入手。開始練習前請做好以下準備：

自我承諾　想要真正從冥想獲益，就要立志每天都確實練習。徹頭徹尾的新手可以從一節五分鐘開始，等幾星期或幾個月過後，再逐步調整到每天做二十分鐘。

選擇合適場所　找個有助於平心靜氣的場所。可能是公園外圍附近、家裡某個安靜的房間或角落，甚至可能是在沙灘上。選擇哪裡並不重要，只要你能心無旁騖地靜坐一段時間——最好能坐上個二十分鐘。確保該地點能盡量悄無聲息。有些人喜歡冥想時聽音樂，若是如此，請選擇非常輕柔、節奏規律的音樂，避免有許多歌詞和重拍的曲子，以免分心。

選擇合適時間　選個一天當中最不受干擾、能心無旁騖維持一段時間的時段。對許多人來說，清晨或深夜是不錯的選擇。練習冥想時，建議用定時器提醒自己結束時間已到。

一切就緒　在冥想期間感覺舒適很重要。你的衣著，甚至坐姿都要非常舒服才行。避免穿著緊繃束縛、不散熱或不夠暖的衣服。雖然一般在冥想時會採印度式坐姿——把雙手放在膝蓋或大腿上，但最重要的還是在坐得舒適的前提下，以頸部支撐頭保持挺直姿勢，而不是藉助椅子或沙發上的頭枕。這種挺直姿勢可以防止睡著。其他常見姿勢還有坐在地板的墊子上或穩固的椅子上，把雙手搭放在膝蓋或大腿上。最後，輕輕閉上眼睛。雖然睜著眼睛也能練習冥想，但閉上眼睛比較不會分心。

為冥想練習設定目的　一開始時，記得提醒自己出於什麼原因想要冥想。理由可能如下：想要感覺放鬆、釋放壓力、放下憤怒或憎恨、腦袋放空，或只是想要有更清楚的覺知（正念），真正活在當下。

聚精會神　在冥想練習中，全程保持專注很重要。主要是為了防止想到生活俗務或種種問題，不妨把心思放在以下事物：

自己的呼吸　專注在自己的呼吸上，是最常見的冥想方法之一。這種天生功能最適合入門者。呼息應該發自腹部深處（橫膈膜起伏），而不是胸腔（亦即每次呼吸只靠腹部肌肉收張，胸部幾乎不動）。呼吸的時候，凝神靜聽並感覺自己的一呼一吸，跟隨著氣息經過鼻子、喉嚨和肺部。吐氣時，也意識到氣息一一離開身體這些部位。以下是專注呼吸的幾種方法：

＊數到五：吸氣的時候，緩緩數到五。屏息一秒鐘，然後吐氣再數到五。重複這個過程，直到定時器響起提醒結束。

＊數息法：每次吸氣和吐氣都數一次。第一次吸氣時數一，吐氣時數二。下一次吸氣時數三，吐氣時數四。持續數到十為止。數完十之後，再重新從吸氣數一開始。持續這個流程，直到定時器響起提醒結束。

某個物件　如果覺得睜眼冥想比較自在，就凝神專注在某個對自己有意義的圖像或物件上。建議如下：一朵花、一座花園、某個海洋或是一個十字架。如果設定的物件不在眼前，就閉上眼睛想像它的模樣。把注意力集中在該物件上，進行深沉的呼吸。

自己的身體　以暗想方式審視身體，凝神專注在身體的各部位。留意自己所感受到的知覺：疼痛、放鬆、緊張、溫度或痲木。如果想試著先繃緊某個身體部位再完全放鬆下來，就要同時配合深沉的呼吸。比如先從繃緊手指頭再放鬆做起，接著循序移到雙手、雙臂、肩膀等處，直到全身各處都做完為止。

逐步加長時間　一開始先以為時五分鐘的冥想練習為目標。如此連做七天後，再把時間加到十分鐘。若是能持續每天冥想十分鐘地做上七天後，就把時間加到十五分鐘。如此完成又七天的每日十五分鐘冥想之後，再延長成二十分鐘。

技巧學習　本書所談到的冥想技巧都非常簡單好上手。不過也還有多種其他類型的冥想可選擇，它們各有其獨特魅力和益處，可符合不同需求。在網路上還可找到各類的練習教學，也可找找自家區域的冥想中心，看看是否有開辦最吸引你的課程。

增加到一天兩次　只要能夠完成每天為時二十分鐘的冥想練習，就可考慮把次數增加到每天兩次。許多專家表示，每天為時二十分鐘練習兩次是最理想的。不過最重要的還是冥想的品質。確保練習的那二十分鐘，真的帶來自己所尋求的正面力量。

繼續修行　有許多冥想中心和健康養生館針對想要強化冥想練習的人，提供為期一週或週末時段的幽靜空間。不妨考慮每年找個僻靜處，讓自己的練習有所成長與學習。

第9週 拋開猶豫不決

壓力控管 ☑ 專注力與效率 ☑ 幸福感和成就感 ☑

二十年後，比起做過的事，你會對那些自己沒去做的事更覺後悔。——傑克森．小布朗[7]

我們每天都在面臨抉擇。就連做出個簡單選擇，都不見得如我們所想的容易。猶豫不決通常源於恐懼，擔憂自己可能做出「錯誤」決定。我們苦於需要有所確定、有好結果，甚至想要做得對。但很多時候，「對的」決定不見得存在——那只是選項不同罷了。況且，只要能指引我們循某個方向前進，許多決定也能成為絕佳選擇。因此，糾結於做出「對的」決定只會大大浪費時間，令人焦慮緊張，有時還會讓人變得不開心。

如果只用對錯來衡量我們所做的決定，那只是自我設限不去體驗新事物。而看似上上策的懸而未決，又會讓人陷入停滯不

7 H. Jackson Brown JR.，美國勵志書籍暢銷作家，著有《生命指南袖珍本》《以及我愛你》《生活、學習、傳承》等名作。

前。事實上，比起後悔做出錯誤決定，人們更常懊悔沒付諸行動。就連一般咸認錯誤的決定，其結果都好過全然不做決定。

改變之道　成為決策者

如果覺得自己無力做出大大小小的抉擇，不妨試試以下方法：

以自身價值觀列出優先順序　如果該決定足以影響人生，還請特別關注自身的核心價值以及自己重視的事物。根據個人而非他人的理念列出優先順序，如此一來將有助於更輕鬆地做出符合自身最佳利益的決定。

相信自己的直覺　猶豫不決可能出於沒信心，認為自己無法自行做出決定。重點是要信任直覺，相信自己能採取適切做法。要明白自己有能力去創造想望的生活，並做出對自己最有利的選擇。

拒絕完美主義　追求完美成果，常會讓人陷入遲疑不決。請自我提醒，沒有所謂完美、對錯或好壞這回事。或者應該說，請接受就算不盡完美，一切依舊美好的這種想法。所有的選擇都行得通。但是不做選擇，一點用都沒有。無論做出何種決定都會有好處：比如有方向可循、讓你更加了解自己，還有，萬一做了決定，後續發展卻不如預期，你也隨時都能改變做法。

必要時尋求協助　雖說做決定應該基於個人目標和需求，不過若有熟識的人提供外部意見也會有助益。尤其在你要對所知甚微的事情做出決定時，更是如此。比如說，想要決定買哪支智慧型手機好，卻發現新科技弄得你頭暈腦脹，這時不妨問問你的科技達人朋友或親戚，請他們用外行人也聽得懂的簡潔分析，協助你從眾多手機選擇出最適合自己的。

小常識報你知

哥倫比亞大學商學院的管理學教授希娜·艾恩嘉（Sheena Iyengar）博士及史丹佛大學心理學教授馬克·里柏（Mark Lepper）博士在二〇〇〇年的研究發現，雖然受試者傾向擁有更多選擇可考慮，但如果提供的選項有限，他們做出選擇的機率會高出十倍。同時報告也指出，選項數量受限的受試者對於自己的最終抉擇有更高的滿意度。

選項精簡化　過多的選項會導致選擇障礙。面臨選擇過多時，請加以設限好掌控局面。比如外出用午餐時難以決定要點些什麼，那就把選擇縮減到菜單上的特定範圍（比如三明治、沙拉或披薩類），再從中做出選擇。或是更進一步把範圍縮減到菜單上的二、三種選項。

訂立時限　不要拖上好幾小時、好幾天、甚至好幾個星期才做出抉擇。適度定出合宜的時限，縮短猶豫不決的時間。比如在賣場選購新床墊時，限制自己只能花一個下午的時間做出決定。或是要決定進城夜遊的打扮，不妨規定自己只能花十分鐘。

設定決定因素　做決定之前，先選好會左右自己考慮的決定因素或先決條件。比如想要加入新的健身俱樂部時，比起課程或費用，你或許覺得那裡的氣氛和器材品質還比較重要。做出選擇前，先評估哪些選項並不符合自己的最優先考量，藉此快速淘汰掉不適合者。

心中（稍）有定見　培養自己小有定見，能夠日益消除猶豫不決。比如覺得某些產品或品牌還不錯，那就固定選購它們。或者，如果每天早上當地咖啡館的咖啡選單弄得你眼花撩亂，不妨選定一種飲品後，每天固定點它就好了。

備好應變方案　倘若怕自己做出錯誤決定，那就先預想最壞的情況會如何。接著做好萬一該狀況成真，將採取何種方式妥善應對的準備。我們腦海裡常會搬演各種不切實際的負面景況，而非正面想法，然而最壞的情況鮮少發生。不過，為了預防事態有變而備好行動方案，可以降低我們因未知變數所感到的壓力，也會對自己所做的決定覺得較寬心。

處理失望情緒　要是覺得自己好像沒做出最佳選擇，或是結果令人失望，千萬別被這種想法擊敗。反而應該秉持積極態度，從該次經驗找到可學習之處，這樣下次做決定時就能準備得更充分。誠心接受結果並從中學習，然後繼續邁步前進。

第10週 啜飲綠茶

壓力控管 ☑ 專注力與效率 ☑ 記憶力與抗老化 ☑

領我們靜觀人生，似乎就是茶的本性質地。——林語堂

飲用綠茶在亞洲文化已有數百年的歷史。近來在西方文明世界也逐漸風行，原因就在於，綠茶對身心靈有著驚人的好處。

綠茶富含植化素，能夠有效抗老化，降低諸如阿茲海默症和帕金森氏症這類腦神經退化性疾病的罹患風險。研究顯示，綠茶所含的多酚類，亦稱兒茶素（EGCG），能夠強化主司學習和記憶的海馬迴神經。而在綠茶中所發現的一種單寧酸——gallotannin，亦有助於預防中風後的腦損傷及其他的腦部受傷。在一項針對一千名年齡至少七十歲的日本人所做的研究中，綠茶飲用量大的受試者，認知能力受損的盛行率也較低。

綠茶也具有抒壓功效。日本的研究發現，綠茶消耗量和心理壓力的關聯性恰好成反比。此外，綠茶多酚還能夠提升多巴胺這種振奮情緒化合物的水平。事實上調查顯示，苦於抑鬱症狀的人飲用綠茶有正面效益。

另外，如果想要增強專注力、提高效率，綠茶也是最佳良方。綠茶中的咖啡因（眾所周知的興奮劑）含量，遠比一杯普通咖啡少得多。因此，愛喝綠茶的人不會出現咖啡喝多的人常發生的焦慮發抖症狀。而且綠茶真正的神奇之處，還在於它特有的胺基酸——茶胺酸，茶胺酸具有抗焦慮的功效，也和提高思考力、注意力有關。咖啡因和茶胺酸這兩種組合，使得綠茶在活化大腦功能方面效果顯著。

改變之道　以綠茶取代咖啡

在日常飲食中加入綠茶並不難。以下提供幾個無縫接軌的訣竅：

喝多少？　雖說有喝綠茶總比完全沒喝好，但最好還是規定一下自己，每天起碼喝個二到三杯。根據日本一項研究指出，每天至少喝二杯綠茶的人，出現認知能力受損的機率減少了54％。

變換一下　習慣喝咖啡的人，不妨把喝杯咖啡改成喝杯綠茶吧。如果放棄早上來杯咖啡聽起來很痛苦，請記住綠茶同樣具備咖啡因的好處，卻不會有焦慮緊張的副作用。而且綠茶能提高專注力，更是展開上班日一天之始的絕佳飲品。

鎮日享受喝茶趣　一般的沖煮咖啡，每八盎司大約含九十五至二百毫克的咖啡因。而同樣盎司的綠茶，咖啡因含量卻只有二十四至四十毫克。因此可以多享用幾杯綠茶，不用擔心咖啡因攝取過量。但如果對咖啡因敏感，就要避免下午兩點過後喝綠茶，才不會打亂睡眠模式。

小常識報你知

大衛．魏斯（David Weiss）在科羅拉多清泉市的科羅拉多大學所做的研究發現，抹茶（碾磨成細粉狀的綠茶）中的兒茶素含量，比一般中國芽茶類綠茶高出一百三十七倍，也比其他已證明含量最高的綠茶高出三倍。

精挑細選低咖啡因產品　偏好喝低咖啡因綠茶的人，在購買低咖啡因茶品時需要精挑細選。去除茶葉咖啡因的製程有兩種，分別是乙酸乙酯萃取法和二氧化碳萃取法。乙酸乙酯萃取法是一種化學程序，去除了茶葉本身某些好成分，卻在茶葉上留下溶劑殘留物。另一方面，二氧化碳萃取法用的是二氧化碳和水來去除咖啡因，完整保留了茶多酚和兒茶素。許多製造商並不會提供自家所使用的去咖啡因製程相關資訊，而且就算標籤上註明「天然低咖啡因」，也不代表就沒使用乙酸乙酯。因此，不妨考慮自行去除茶裡的咖啡因。將茶葉浸泡約四十五秒後，就倒掉茶液，接著加更多熱水泡第二次。第一泡時大約會釋出八成的咖啡因，如此一來就能去除大部分的咖啡因了。

試飲抹茶　抹茶是用整片茶葉去碾磨成細粉的綠茶。不同於一般喝綠茶，喝抹茶意味著連茶葉都一起攝取，不光只是喝葉片泡出來的茶湯而已。支持者宣稱抹茶的好處遠勝過普通綠茶，其中一項就是膳食纖維的含量。沖泡抹茶的方法，一般是將熱水倒進茶粉後慢慢攪拌，然後趁粉末尚未沉澱前飲用。也可以用抹茶做出抹茶拿鐵、奶昔，甚至自製抹茶冰淇淋。

以香料、香草或花朵添新味　綠茶的風味可能不是你的菜（抱歉用了雙關語）。不愛綠茶原味的人可以添加香料、香草或花朵，比如茉莉花和檸檬草，都是經典的添加物。多方嘗試找出自己最愛的風味。其他可以嘗試添加的還有肉桂、玫瑰花瓣、薄荷，甚至柑橘類的橘子或柳橙也不錯。

以有機原生蜂蜜增甜味　綠茶最好是喝無糖的，但如果需要帶點甜味，請選用有機原生蜂蜜，不要加一般砂糖。不像砂糖對健康毫無益處，蜂蜜還附帶了抗氧化的功效。而比起一般蜂蜜，未加工的生蜂蜜保留了抗氧化物質和其他營養成分。至於選用有機產品，當然就意味著蜜蜂未受化學藥劑或殺蟲劑汙染。

第11週 看到別人的好

壓力控管 ☑ 幸福感和成就感 ☑

對待他人如同他們應有的樣貌，幫助他們成為有能力變成的人。——約翰．沃夫岡．馮．歌德

無論我們是否經歷過人身攻擊、看過太多犯罪新聞報導，或是在八卦報紙看到太多誇張事件，我們都有充分理由懷疑他人的意圖。遺憾的是，這種想法不只影響了我們看待別人的方式，也對我們自身的快樂和如何看待自己有所影響。即便發現他人的好並不容易做到，但它確實有所裨益：在別人身上看到的正面特質越多，就越能發現自己的正面特質。此舉能夠增強自尊和自信心，而這兩者也都有助於獲致成功和幸福感。

對於人，我們很容易落入負面想法。所謂的「負面偏見」導致我們不關心正面的，反而更重視在意那些負面經驗、想法以及壞消息；也更容易注意到別人的缺點而非長處，傾向於做最壞的打算。還容易因為他人的特質而惱火，卻不去欣賞對方的良好特質。然而我們卻希望自己的正面特質、優點和所有潛力能受到認

可。在挑剔、討厭周遭所有人時，我們會變得難以相信他人、無法寬以待人且難以坦誠，總的來說，就是更加消極負面。結果就是傳遞了負面訊息給別人，導致對方覺得我們一無可取。但諷刺的是，我們其實希望別人不要只著眼於我們所犯的錯、失誤以及缺失。

自身期望會影響他人

我們對他人的期望和自身的行為表現，會直接影響他人如何看待自己和獲得成功的可能性。研究員發現，小學教師對學生的表現有較高期待時，學生往往也會表現得更好。

基本上，人們的行動取決於別人如何看待自己。如果不被看好，往往會一如預料地失敗；但是若受到正面支持，就會積極行動。只要能夠克服負面偏見，看到別人的好，就能獲致驚人成果。而接收到信賴、尊重和安全感等正面感受的人，也更容易對我們產生相同感受而被吸引過來。當雙方都更加正向積極時，就能引出我們身上最好的部分，這會像滾雪球般快速擴大我們的幸福感、信心和愛心，通常也樂見自己成為更好的人。

改變之道

關注他人的正面特質

要看到別人的好，需要敞開心胸，秉持開放心態才行。請多留意以下幾點：

寬宏大量　我們每個人都有長處。探尋別人的優點，也對自己如法炮製。花時間去了解人，重視對方的能力、長才與正面特質。試著以包容、不論斷、不帶成見、和善、開放、誠懇和接納的態度來對待。這對於我們跟他人以及自身周遭更大的世界建立關係至關緊要。以開放態度面對新結識的人和新的人際關係，對有需要的人伸出援手，稱讚他人。和他人交談時語帶勉勵，盡量使用「我相信你」和「我知道你辦得到」這類語句。

避免以偏概全　以偏概全通常都不甚準確而且傷人。請謹記每個人都是獨立的個體，有著獨特的性格、特質和能力。切勿因年齡、性別、文化或是種族、宗教、經濟狀況，而去臆斷對方的能力或為人如何。此外也要避免以他人過往的行事作風，而對其日後表現概括而論。要知道人生難免有不順遂的時候（或歲月！），不該以那些事例來界定個人。就像我們表現不佳時，希望他人多包涵一樣，以同等心態對待他人也很重要。

要務實　高度期許他人或可正面影響他們的表現，然而抱持過高的標準、要求完美或有不切實際的期待，可能會適得其反。請避免期待他人始終表現完美。

明查暗訪　我們常因驟下結論而覺得別人很糟糕。請多花點時間去了解清楚狀況以及對方的處境。保持開放心態，找尋對方的優點，試著將他人的舉動視作本意良善。若是遇到行為表現很差勁時，不妨先假設事出必有因。可能是路上有駕駛猛按喇叭，因為他趕著去機場搭機已經遲了。又或許是某人留下了不像話的微薄小費，只因為計算錯誤。即使某些行為似乎很難見諒，也請去理解或推想背後應該有個合理原因才是。

處理內在批評　之所以無法看到別人的好，是因為我們也難以看到自身的好。這可能是成長環境或過程中飽受批判所致。好好想一想，自己的內在批判聲浪從何而來。那真的是你自己的心聲嗎？或者只是久而久之，從認識之人那裡所獲得的看法？查明這些自我批判的想法根源，才能夠讓它們逐漸銷聲匿跡。

表現出來　以肢體語言表達「看到別人的好」。直視對方眼睛，以目光傳達信賴和敬重之情。微笑時流露溫馨和坦率的氣息。這些簡單的肢體動作都能向對方表達出：你對他們持正面看法、看到他們的優點，並且樂於和他們交往。

第12週 享受閱讀的樂趣

壓力控管 ☑ 記憶力與抗老化 ☑ 幸福感和成就感 ☑

我從不知道有什麼苦惱，是讀書一小時所無法排遣的。

——查理・德・孟德斯鳩[8]

差不多直到最近三十年，閱讀還是最普遍的一種休閒活動。不過近年來，種種科技新寵已逐步取代了讀本好書這種娛樂。根據美國國家文藝基金會和國家教育統計中心一項統計顯示，如今會樂在閱讀文學的美國成年人，占比不到一半（48%）。

儘管如此，經常閱讀其實對我們的大腦和心理健康有驚人的好處。相較於其他媒體，尤其是電視，閱讀牽涉到大腦數個區域的活躍運作，需要運用許多腦神經。因此，閱讀會讓人變聰明，尤有甚之，年紀大時還能讓人保持腦筋清醒，有助防止記憶力衰退。而閱讀量越大，詞彙、一般常識、拼字能力和語意流暢度會

8 Charles de Montesquieu（1689-1755），法國啓蒙時期思想家、社會學家，也是西方國家學說和法學理論的奠基人。與伏爾泰、盧梭合稱「法蘭西啓蒙運動三劍俠」。

隨之增加，也就不足為奇了。此外，長時間看書或閱讀長篇文章，還能改善專注力及注意力方面的技巧。

閱讀能夠減輕壓力，但其他媒體反而容易增加壓力。藉由大量娛樂要素、喧鬧聲和快速轉換的畫面，電視和網路媒體達到了短暫吸睛的效果。至於長時間的閱讀，則需要維持專注力靜心沉思。由倫敦薩塞克斯大學新思維實驗室（MindLab）的大衛・路易斯・霍奇遜博士（David Lewis-Hodgson）主導的一項研究，說明了閱讀如何影響人們的壓力反應。受試者先經由多種測試和活動升高壓力等級和心跳率，接著再讓他們只閱讀六分鐘。結果顯示，有68％的受試者因閱讀而減輕了壓力，壓力等級也比開始實驗前明顯降低。

閱讀還能強化創造力。讀到新觀念、新想法及新資訊時，我們會啟動想像力，在現實世界中變得更有創意。書本或故事可能會花上好些篇幅來描述人物、劇情和情景，但我們的想像力和創造力會在腦中將它們幻化成真。

從社會角度來看，閱讀讓人見多識廣、更受歡迎。無論喜歡的書種為何——小說類、傳記文學、紀實類、勵志書籍或任何其他類型，我們都能從中增廣見聞，社交談話的內容才不致了無新意。

改變之道　每天至少閱讀二十分鐘

閱讀這項改變幾乎隨時隨地都可樂在其中。以下是幾點建議：

排進日程表裡　選定一天當中自認有空讀書的時段，為時至少二十分鐘。時段越長，受益越多。晚上睡前讀書有助放鬆身心。有些人喜歡在早餐或午餐時段看書，有些則喜歡在通勤期間閱讀。選擇自己最能專心的時間為宜。

篇幅不宜過短　觀看部落格貼文和雜誌上的摘錄短文，可能會有在閱讀的「錯覺」，但其實它們的內容量並不足以讓人在專注力提升、放輕鬆和壓力減輕等方面充分受益。因此，最好選擇書籍和篇幅夠長的文章加以閱讀。

樂享讀書趣　選擇自己真正想看的書籍和文章。讀那些覺得應該要看的書或文學，毫無樂趣可言。要是你剛讀一本書，卻發現自己一連好幾天都無法專心投入或興趣缺缺，不妨直接放棄，換一本能讓你樂在其中的。選讀自己喜愛的題材內容，才會覺得閱讀這件事越讀越有趣。

拓展眼界　或許你就愛一本接一本地看羅曼史小說，儘管如此，還是可以去探索一些陌生書種來擴展視野。透過新觀念、新資訊和新詞彙的接觸，不僅能獲益匪淺，還有助於培養新嗜好。

善用數位裝置　隨著各式電子裝置和電子書閱讀器興起，行動閱讀達到了前所未有的便利。隨時都能立即下載一本書、雜誌或報紙的內容。如果偏好每次讀多本書，可以隨身攜帶自己專屬的圖書館。

一書在手，隨時可讀　最容易增加閱讀機會的方法，不外乎隨時攜帶一些可讀的東西。在自己常用的公事包或手提包裡放上一本書、雜誌或閱讀器。自用車內隨時備有一本書。任何時候只要有個五或十分鐘的空檔，比如在醫院候診，就可以擠出時間閱讀一下。

營造閱讀氛圍　營造一個會激發自己閱讀動力的環境。找個舒適沒干擾的地方，可能是公園的長椅、沙灘上或樹下的草坪，來享受閱讀的樂趣。也可以來杯綠茶、拿鐵或紅酒之類的飲品，邊啜飲邊閱讀，或是配點小點心也不錯。

設定目標　將目標設為在某期限內讀完一定數量的書。比如規定自己每個月讀兩本書或一年內讀二十四本書。無論選定的目標為何，都要確保兩件事：（1）目標設定要務實。（2）不會因此喪失閱讀樂趣。我們希望持續受閱讀所啟發，而非視它為令人生懼的苦差事。接著更進一步建立自己的讀書日誌，記錄讀過的每本書、花多少時間讀完，以及自己的讀後感。追蹤自己的閱讀會頗有成就感。

加入或組成讀書會　加入讀書會好處多多。除了會有社群意識，還可以跟志同道合的人建立起長期友誼。成為讀書會的一員，會讓人自覺有責任去讀完書，更頻繁地閱讀。此外，在讀書會討論分析所讀的書，也能更進一步啟發我們的智識。

念書給孩子聽　念書給孩子聽，對親子而言都是好事一樁。父母得以專心陪伴孩子，共度優質時光。孩子也能因此受惠，增進詞彙、語言和口語能力的發展。閱讀也能為孩子的就學受教育預做準備，培養他們的注意力和聆聽技巧；並且有助於養成喜好閱讀的習慣，激發好奇心、創造力和想像力。討論你們所共讀的書，並向孩子提問。家裡如果有大孩子，可以辦個家庭讀書夜。甚至可以自創「家庭讀書會」，選定某本書全家一起共讀並加以討論。

第13週 小憩一下

壓力控管 ☑ 專注力與效率 ☑

遊手好閒的人一事無成。終日汲汲忙碌的人也好不到哪裡去。——威廉・亨內吉・奧格維爵士[9]

「只要不吃午餐再撐個一小時，就能搞定這工作了。」聽起來是不是很耳熟？埋頭苦幹似乎是維持效率的好方法，但往往也會適得其反。研究顯示，不稍事休息反而會降低我們的效率和創造力，徒增壓力和疲憊感。

簡言之，定期休息能夠讓人重振精神。大腦獲得必要的喘息後，才能再度精神奕奕地投入工作。講白了，短暫休息其實就像給大腦放個假的意思。當我們花費太多時間去做某件事或解決某個問題時，心智也會逐漸變得「遲鈍」。注意力開始渙散並遺漏重要細節，導致速度變慢、準確度降低，倘若工作內容包含體力

9 William Heneage Ogilvie（1887-1971），英國外科醫生，一九四八年首度報導了急性腸阻塞，後以其名命名爲「奧格維氏症候群」。

勞動，還會增加意外事故發生的風險。總之，讓腦袋休息一下放空或是想想工作以外的事情，說不定還能帶著全新體悟重返工作崗位。

小憩片刻能夠讓身心獲得休息，進而改善效率。我們許多人整天都長時間坐在電腦或筆電前工作。但維持同一姿勢太久，血液循環就跟著變差，這對血氧含量和個人活力都有不良影響。而且更容易受到肌肉骨骼方面的疼痛與傷害所影響，另外像眼睛疲勞、疲憊感、頸背部緊繃也一樣，這些都會導致我們的表現打折扣。

所以說，在上班期間安排小休片刻，不僅能強化注意力、集中精神、加快工作速率，同時還能減輕壓力。

改變之道　固定小休片刻

在一天當中稍事休息，對身心健康有極大的助益。以下方法可發揮小憩的最大效益。

確認自己的需求　研究顯示，連續工作五十至六十分鐘後，個人表現會開始走下坡。為了避開這個地雷，每隔四十分鐘休息一下，應該是杜絕生產力下降的理想頻率。不過呢，基於人各有異，因此要小休多久、休息幾次，應取決於個人考量。不妨多試幾種不同的休息時間和次數，找出最適合自己的組合。請謹記不要休息過頭，那可能會弄巧成拙，導致做事情拖拖拉拉。

小常識報你知

如果時間很趕，那就考慮一下極短休（microbreak）。二〇〇三年一份研究發現，讓資料輸入員短短休個二十至三十秒，他們的工作速率、準確度和工作表現都有所提升。

排定休息時間　二〇〇一年的研究調查發現，比起讓員工各休各的，排定小休時間效果更佳。許多人常會埋首於手邊正在忙的事，以致忘了休息，要不就是覺得休息有罪惡感。結果就變成即使真有需要從工作脫身個幾分鐘，也沒能這麼做。因此，排定休息時間就能確保依理想時間間隔休息。

摒除工作和問題　雖說休息時很難不去思考工作上的難題，但還請盡量排除工作方面的思緒。休息的目的是為了提高效能，讓人暫停思考，充電後帶著新氣象重返工作崗位。所以也要避開負面或沉重的想法，專注於能鼓舞振奮人心，讓你精神煥發、深受啟發的正面想法。

動態休息　一九九七年一份研究發現，小休時動一動，成效會比靜靜不動來得好。對於內勤工作者尤佳。稍微活動一下能增加心跳率，亦即血液會輸送更多氧氣到腦部及全身。建議如下：

呼吸新鮮空氣　換個地方到外面散散步。

站起來伸展筋骨五分鐘　在辦公桌前或辦公室皆可。從頭部開始，一路活動到腳部，伸展每一處肌肉。

必要時善用盥洗室　選擇所在大樓不同樓層的盥洗室，走樓梯過去。

不使用電郵或電話　要聯絡同棟大樓的同事時，走去他們的辦公室直接跟本人說。

站著　講電話時站著說。

走去自助餐廳　拿個飲料或健康零食。

如果辦公室附設健身房　利用午餐時段去做運動。

其他可做的事　如果連從辦公桌起身五分鐘都辦不到，不妨試試以下幾種不用起身的方法：

冥想及深呼吸　冥想及深呼吸可以澄明心智、釋放壓力並重新凝聚專注力。首先關掉所有會讓人分心的東西，比如提示音、手機或任何可能干擾冥想的事物。接著，坐在自己的辦公桌前，閉上眼睛冥想，同時做深沉、淨化的呼吸。避開有關工作和問題的思緒，盡全力集中精神在呼吸上。

閱讀　選讀無關工作的讀物，讓大腦運作不同區域。在辦公桌放一本書；讀一份報紙；或翻閱旅遊雜誌。不過，閱讀時請勿使用電子裝置，以免眼睛過勞，休息的成效反而會打折扣。

聽音樂　聆聽能夠舒緩、平靜情緒的歌曲，可以讓人徹底放鬆。請避開激烈或振奮精神的音樂。

茶水間閒聊　適度的社交閒聊非常有助於釋放壓力。可以聊聊最近的電影或戲劇、某同事的假期，或是最愛的電視節目也行，輕鬆消遣一下。

小睡片刻　有越來越多的公司，比如Google、美國線上（AOL）和班傑利公司（Ben & Jerry's），鼓勵員工小睡片刻來充電和重振專注力，藉此提高生產力。如果辦公室允許小睡，你也覺得小睡很能回復精神，那就睡個十到十五分鐘。

講私人電話爲樂　工作時不宜無節制地講私人電話，但休息時這可能正是你所需要的。打給朋友或家人，聊聊工作或疑難問題以外的事情。

第1週至13週檢核表

每週改變項目	完成與否
第 1 週　動筆寫下來	☐
第 2 週　讓樂音飛揚吧	☐
第 3 週　展露潔白笑容	☐
第 4 週　做個有目標的人	☐
第 5 週　列出清單	☐
第 6 週　做個專心一意者	☐
第 7 週　避免社會性比較	☐
第 8 週　靜思冥想	☐
第 9 週　拋開猶豫不決	☐
第 10 週　啜飲綠茶	☐
第 11 週　看到別人的好	☐
第 12 週　享受閱讀的樂趣	☐
第 13 週　小憩一下	☐

Chapter 02 學習樂趣

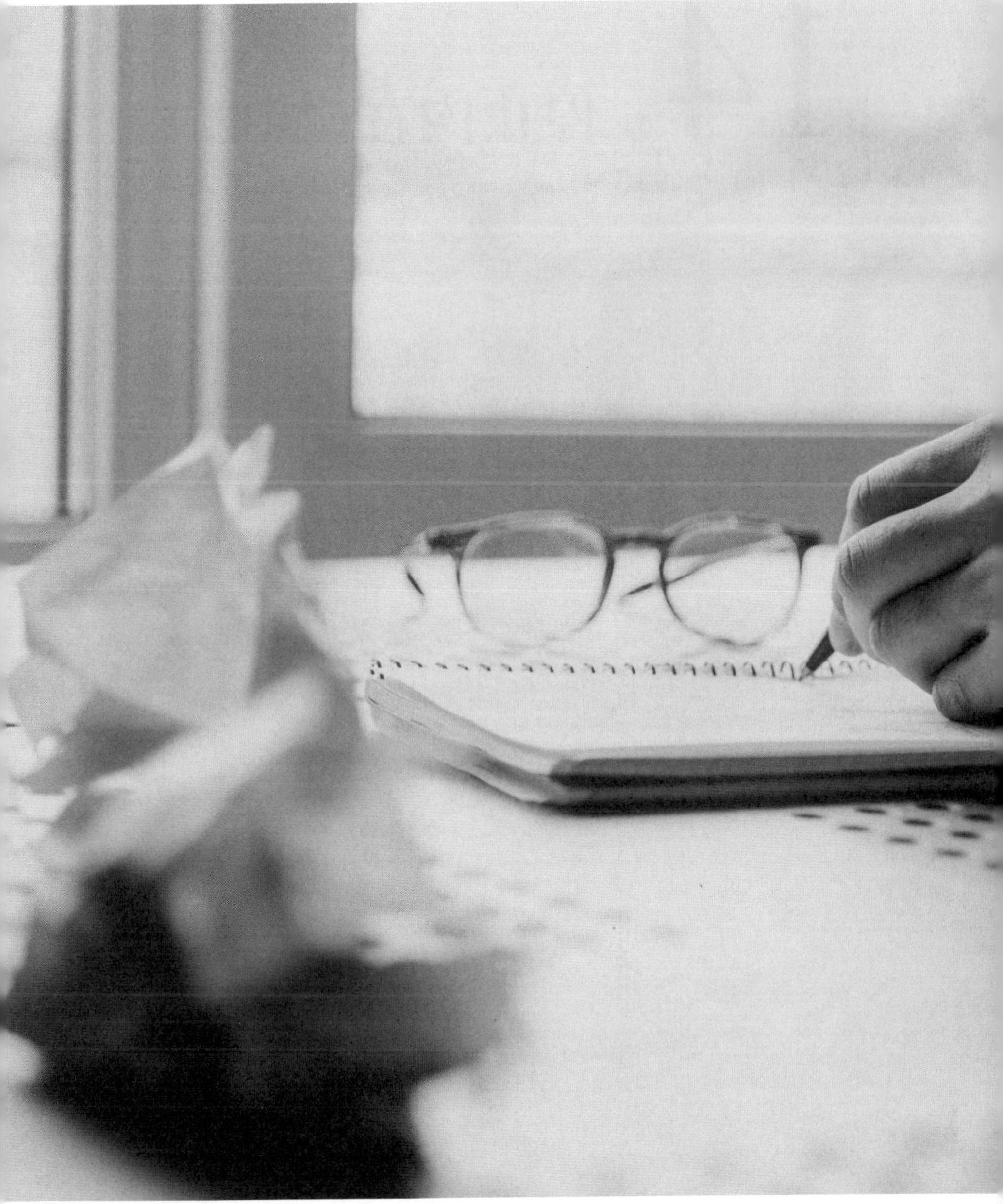

第14週 停止內在批判

壓力控管 ☑ 幸福感和成就感 ☑

要是內心有聲音跟你說：「你不會畫畫。」那你務必只管畫下去，那個聲音終會歸於沉寂。——文森．梵谷

具建設性的適度自我批評，有助於促進個人成長，成為更好的自己；但批判過頭或是不得法，卻有極大的危害。我們往往是自己最嚴厲的批判者，而且常常嚴苛過頭。忘了帶鑰匙時心想：「我真是白痴。」或是工作不順就想：「我好沒用。」這些負面想法會變得氾濫普遍且殺傷力極強，逐漸侵蝕我們變快樂的能力，同時也是導致自尊和自信心低落的罪魁禍首。

自我對話就是我們內在每天川流不息的所思所想。這些想法正負面皆有，只是負面的自我對話鮮有助益，無法提供可促進改善的有用意見，反而著眼在發生何事及其造成何種傷害。一旦縱容自己沉陷在負面的自我對話太久，就會變得緊張、焦慮和沮喪。反觀正向的自我對話則能夠減輕壓力、改善情緒。

負向自我對話，經常以下面四種形式之一呈現：1. **災難**

化——認為會發生最糟糕的狀況。2.**做篩選**——強調負面，貶抑正向想法。3.**個人化**——只要出差錯就全部怪自己。4.**極端化**——視一切非黑即白，沒有中間模糊地帶。我們可能會奚落或辱罵自己，怪自己不夠好。或是執著於分析個人的人際互動，以證實自己不受他人歡迎。

負向自我對話通常始自童年時期。可能是父母的批評讓你覺得自己永遠不夠好；或是父母本身就有自尊低落的問題，而你模仿了他們的行為模式。或是就學時曾遭人取笑、經歷過好些受創經驗，所以才變得好嘲諷或容易負面化。不管成因為何，隨著年齡漸長，這些思考模式會更深植於自己的思維方式。

拋棄負面思考

將自己的負面想法當作有形物件來處理，或許是與之對抗的有效方法。西班牙的研究發現，讓青少年寫下他們對自己身體意象的負面想法，然後丟掉，之後他們就不受這些想法影響了。但要求受試者將寫下的想法實際收進安全處之後，他們反而更加耿耿於懷。

另一方面各種調查也顯示，正向的自我對話和正向思考對人助益極大。研究人員認為，這些正向習性不僅有助於減少沮喪發生、強化壓力管理能力，還能改善個人的身心健康及對應高壓力的處理技巧。

改變之道 進行有助益的正向自我對話

調整自我對話的語氣由負轉正，能夠大幅改善身心健康。

要有體認自覺 對負向自我對話太過習以為常，可能難以有所覺察，甚至對它造成的損害也渾然不覺。本週的改變之道第一步，就是要時刻察覺自己的負向自我對話，並且要對它所帶來的傷害和破壞有所體認。請使用〈Part3：深度練習〉的「負向自我對話評量表」，寫下掠過腦海的種種負面想法及相關感覺。這些想法是否讓你自我感覺變差？覺得焦慮？難過？或是憤怒？另外還請記錄這些想法如何影響你的生活。它們是否讓你想做的事窒礙難行？是否影響了你的表現？人際關係受到影響——容易因他人的辱罵或輕蔑而受傷害？只要有負面想法浮現，就隨時記下那些想法和你自己的感覺。

確認原因 一旦找出負向自我對話的發生時機和連帶感覺後，請試著去了解它的發生原因。這需要某種更深層的自我省視。善用「負向自我對話評量表」，對個人的負向自我對話模式追本溯源。弄清楚了起因，才能夠專心尋求解決之道。

重新建構負面想法　調整思維由負轉正，不妨參考以下幾種做法：

停止嘆氣　負面想法突然迸現時，請在腦中想像一個大大的紅色禁止標誌，並堅定地對自己說「不」。這種視覺暨口語上的雙重暗示，能夠強化你對這種行為的覺察力。

視若他人般的對自己說話　我們對別人不會說出口的話，也不要拿來對自己說。尊重他人，對自己亦然。對於自己犯的錯或缺失，要以溫馨、鼓勵、尊重及寬容的態度處之，一如你對孩子或摯愛之人那般。

自問要怎麼做　負向自我對話也會讓人變得極度自我設限，導致我們動彈不得，無法進一步成長與學習。如果你有「這個我做不來。」或是「我成功不了。」的想法，請把上述說法重組成以「怎麼做」為重點的問句，例如「這件事我要怎麼做？」或是「怎麼做才辦得成？」

關注於感覺　改變負面思維，把認定的事實陳述轉換成某種感覺。比如這一週過得很不順，很多事情都出差錯，那麼，「我覺得這星期很背」的說法，就比「我真倒楣」來得正面一些。不同於事實，偏暫時性的感覺能讓我們不把事實想得那麼決絕。

關注於當下　不要過度誇大某個時刻，對自己的人生或存在價值以偏概全。只要單純視之為：就是某種時刻罷了。比如參加了一場糟糕的相親，只要想說：「相親不是上上策。」就好了，而不是誇張地定調：「我永遠找不到真愛了。」

無條件地愛自己　無條件地愛自己，這對關閉內心負面聲音以及接納真實本我（包含缺點在內）至關緊要。沒有人是完美的，我們都各有缺點。對自己抱持超高標準——或甚至以完美為標準，更是不切實際。請容許自己有弄錯、失敗或犯錯的餘地。要寬恕並善待自己。

常保正向訊息庫　當負面想法悄悄襲來，有時簡單的正向提示就大有幫助。使用「負向自我對話評量表」，對以下題目各舉出五點來填寫。(1)喜歡自己哪些地方。(2)自己的強項。(3)個人成就。只要遇到負向自我對話開始發作，就去翻翻這份紀錄提醒自己，正因為擁有哪些正面特質，才有如今很棒的自己。

檢核事實　就像我們看八卦小報時嘖嘖稱奇，同樣地，自我對話恐怕也禁不起多少真實的考驗。只要開始看壞自己，就自問：我真的是＿＿＿嗎？停問之後，就能輕易看出自己的思維有多誇張，進而收回自己原先的說法了。執行簡易的事實檢核來放慢思考過程，能夠更理性、清晰地切入，最棒的是，還能更正面地多加思考。

賦予負面想法身分　取綽號雖然不太好，不過用在自己內心的負面聲音上，倒是別有一絲幽默意味。若是有內在聲音糾結於出問題的一切，那就叫它「黛比掃興鬼」。或是有聲音不斷叨念你犯的錯、批判你的能力，那就叫它「完美鬼彼得」。將內在聲音角色化，隔開自己和思緒，才能對種種想法進行歸類，如此一來就能察覺哪些是不斷反覆且有害的想法了。

第 15 週 出去闖一闖

壓力控管 ☑ 專注力與效率 ☑ 記憶力與抗老化 ☑ 幸福感和成就感 ☑

人生最艱困之際，方能得見自身內在潛藏力量。

——喬瑟夫．坎伯[10]

我們待在舒適圈越久，就越懶得挑戰，人也會變得更委靡。不過一旦決定去冒險，往往會發現它帶來了更大的快樂、增強了生產力和創造力、成功機率提高，而且讓人生氣蓬勃。

挑戰難事時，驚人之事就此發生：我們會覺得自己活力十足、興致盎然，比安於現狀過活來得更有朝氣。力促自己去做稍感不安或緊張的什麼事，其實就是逼自己去超越個人極限，達到更高等級的新水準。最終得以勝任自以為絕對辦不到的事，進而成為一個更好的自己。

進行自我挑戰也跟學習新事物一樣，會形成新的神經連結，

10 Joseph Campbell（1904-1987），二十世紀神話學大師，著有《千面英雄》《神話的智慧》等名作。

促進大腦的可塑性。若是成果不錯，就會獲致挑戰自己傳統思維方式的新見解。這有助於我們常保心智及精神兩方面的年輕化。處事變得更加圓融、適應力更強，對於可能發生在自身的變化或未可知的挑戰，能夠有更充分的準備。

小常識報你知

由喬治．威朗特博士（George Vaillant）所主導的哈佛大學〈格蘭特終生研究〉（*The Grant Study*），是一份針對兩組群體長達七十五年的人類研究：分別是一九三九至四四年間的哈佛大二學生，以及一九四〇至四五年間，波士頓貧民區經濟弱勢的年輕人。研究顯示，以這兩組研究對象來說，能否成為人生各面向的長期贏家，比如人際關係、職涯和健康等，是否願意接受挑戰（即便受挫）這點，就是一項強力的預測指標。

最後則是，接受挑戰有助於增強自信心。越是勇於挑戰而獲致成功，對自己的能力就更有信心。隨著冒險經歷增加，舒適圈範圍也會前所未有地擴大。如此一來將會更樂於接受新挑戰，冒險似乎也沒那麼令人生畏了。

改變之道　勇於接受挑戰

接受挑戰看似可怕又令人不安，但它其實有助於我們成為最好的自己，活出精采人生。以下幾點建議供參考。

從改變心態做起　要把自己推出舒適圈，靠的是相信自己做得到。在《心態致勝：全新成功心理學》（*Mindset: The New Psychology of Success*）一書中，心理學家卡蘿．杜維克（Carol Dweck）探討了心態如何影響人們邁向成功或退縮不前。擁有定型心態（fixed mindset）的人，相信特質、能力與生俱來，遇到挑戰很容易就放棄。而成長心態（growth mindset）者，則相信自己能經由挑戰不斷成長，失敗也無妨，就當作是一種學習過程，可以激發人努力不懈地嘗試直到成功。將「我辦不到」的想法轉換成「我辦得到」，選擇擁有成長心態吧。

傾聽內在聲音　自我挑戰要適度，這點很重要，太過頭導致惶恐過度就不好了。藉由傾聽內在聲音這個簡單測試，得以判斷如何回應眼前的挑戰。通常應該會覺得興奮又夾雜一絲不安，但你若是冷靜自信，那可能是對自身現況別有一番見解且調適好自己了。又或者你的反應是滿腹不安、擔心到爆，那可能就是把自己逼太緊了。

從小挑戰著手　沒必要馬上就去冒大險。還不習慣離開舒適圈的人，如果立刻投入自行創業或是從飛機上高空彈跳之類的挑戰，恐怕就太過了。換言之，請從小挑戰著手，比如不玩高空跳傘，而是選滑翔傘之類的。這些挑戰風險較低，卻是邁向更大挑戰的進階石。

了解自己的舒適圈　根據馬庫斯．泰勒[11]（Marcus Taylor）所創的舒適圈測量法，各類活動大抵可歸納成舒適圈三大區塊：馬庫斯稱之為「腎上腺素區」（例如高空跳傘）、「專業區」（例如創業）、「生活風格區」（例如結婚）。每個人在這些區域的舒適程度不一，弄清楚自己在哪部分的舒適度最低，或許能激發你對自我挑戰從何下手有些想法。請使用〈Part3：深度練習〉的「舒適圈評量表」，評估自己能從哪種自我挑戰獲益。

從日常尋找挑戰可能性　不需要刻意去找很難的事情來挑戰。好好觀察自己每天所做的活動，想想能做些什麼改變讓自己有所進步。舉例來說，三年來一直每週三天、每次跑三哩路，那就增加里程數或跑步的天數來挑戰自己。或者多年來老是在做相同職務，覺得枯燥乏味，那麼或許是時候跟老闆談談換新職務的可能性了。

挑戰不孤單　找到同樣重視個人成長及樂於挑戰的志同道合者。在你隻身獨力挑戰時，他們會是最有力的支持鼓勵者。至於懷疑論者和悲觀論者，則很可能會讓你退縮不前或停滯不動。

11 英國網路企業家，Venture Harbour 公司的創建者暨執行長。二〇一二年獲 The Awesome Foundation 資助，開發全球首個測量人類舒適區的有效科學工具。

第16週 動起來吧

壓力控管 ☑ 專注力與效率 ☑ 記憶力與抗老化 ☑ 幸福感和成就感 ☑

唯有運動能夠激勵精神，強健心智。

——馬庫斯·圖留斯·西塞羅[12]

直到二十世紀為止，人們都還過著活動力十足的生活。他們走路走得勤，用人力而非機械來做事，主要靠勞力來謀生。如今由於科技和現代發明之便，人們的活動量也隨之銳減。我們變成了久坐不動的物種，依賴跑步機和啞鈴來獲取少許祖先們曾有過的活動量。

我們當然都知道，規律運動有益身體健康：能夠維持正常體重、降低體脂肪，提高心跳率和血液含氧量來強化心肺功能。不過，經常運動對精神健康也有極大的好處。研究顯示，規律運動能夠改善情緒、減輕焦慮和抑鬱、抒解壓力，甚至能增進記憶

12 Marcus Tullius Cicero（西元前 106- 西元前 43 年），古羅馬著名政治家、演說家、雄辯家，對歐洲的哲學和政治學說有深遠影響。重要作品包括《論老年》《論友誼》《論責任》等。

力。

「跑步者的愉悅感」這個名詞，指的是在運動期間和剛做完運動時，腦中所分泌的化學物質或神經傳導物質——腦內啡。腦內啡能提振心情、有助精神健康並增加幸福感。就算喜歡的是別種運動也一樣走運，因為無分類別，任何一種體力活動都能促進腦內啡分泌。體力活動能降低壓力荷爾蒙皮質醇和腎上腺素的指數，提供一種自然的消遣方式來中斷一般日常的憂慮及壓力，有助於保持更冷靜清明的看法。另外還有一個看似膚淺的好處，就是健康美好的外表，這對自信心有直接正面的影響，幸福感也會因此增加，沮喪和煩惱減少。

多運動對智力也有顯著的影響。有氧運動能增加腦部及其他人體器官所有細胞的血氧量。血氧流量增加對腦部功能、記憶和專注集中力極為重要。在美國國家科學院史考特・斯摩（Scott Small）博士二〇〇七年所主持的研究中，為期三個月的激烈有氧運動計畫（每週四天各一至二小時的跑步機或健身腳踏車激烈有氧運動），就在大腦司掌記憶的海馬迴部位增生了30％的神經新細胞。此外，受試者在回憶測試上也有進步。其他研究還顯示，每天體力活動至少十五分鐘的孩童，在專注力、記憶力和教室行為上，都比補課的學生進步更多。這種認知功能上的改善，同樣也適用於成年人。而每週至少三次走路四十五分鐘的年長者，在體能測試上的表現也優於僅做伸展活動者。

運動時機得宜的話，也能改善睡眠模式。西北大學神經生物學與生理學系的凱瑟琳・芮德（Kathryn Reid）博士在二〇一〇年的研究顯示，不愛活動卻抱怨睡不好的成年人，實行十六週的規律運動作息後，從「睡眠障礙者」變成了「睡得好的人」。同時報告也指出，受試者的沮喪和白天嗜睡症狀減輕，變得較有活力。

改變之道　每週三天做有氧運動各三十分鐘

如果對運動陌生或是有抗拒感，大概很難覺得那是有趣的抒壓消遣。不過只要多運動個幾次，自然就會更樂在其中。我敢這麼保證。

奠定根基　對於完全沒概念的新手，每週三次各運動三十分鐘的安排，恐怕會覺得招架不住，毫無興趣。要能夠積極持續下去並喜歡上運動，請遵循以下這些基本原則：

由弱到強循序漸進　千萬不要一開始就劇烈健身，這樣只會累壞自己還覺得很挫折。先從輕至中等強度的運動著手，可以適度提升心跳率又不至於太辛苦。等到能夠每週三天輕鬆運動個三十分鐘，就要鞭策自己去挑戰更進階的等級。

增加時數　首先以每週三天，每次最少活動十分鐘開始。到了下一週，多加個五分鐘上去，直到達成每次運動三十分鐘為止。如果一天當中沒辦法騰出完整的三十分鐘，不妨拆解成兩次各十五分鐘。

簡單最好　擬定運動計畫要務實、簡單、容易管理。計畫越複雜，越難堅持下去。要是某個運動很需要規劃、花時間或協調配合，就算那是這世上你最愛的運動，你也會不太想做。把比較麻煩的活動（比如滑雪或單板滑雪）留待週末再做，平日做些簡便的運動就好。

＊原書註：每次實行健身新計畫前，請先徵詢醫生意見。

運動強度

運動強度是運動計畫裡的重要一環。理想上，最少運動二十至三十分鐘過後，應該會達到最大心跳率（ＭＨＲ）的65％至85％。

評估運動強度不用費功夫計算，只要做談話測試即可。做運動時仍然可以很平常地呼吸說話，表示運動強度不夠，但如果喘不上氣說話，可能就運動過頭，需要降低強度了。把強度調整到比平常說話稍稍費力就好，不要嚴重到連話都說不了。

這些基本原則有助於你加快步調、增加時數，自在自信地挑戰時間較長且較困難的健身活動。

讓靜態活動也動起來　最好也能調整心態，積極找機會將靜態活動變得較為動態。比如看電視時，做些打掃、洗衣之類的事或運動（沒錯，就是它）。工作時坐在藥球（medicine ball）上；站著辦公；把商務會議改成走動式開會；站著講電話或一邊走動。選擇走樓梯，不要搭乘電梯或手扶梯。

走一走　選擇走路而非開車或搭乘大眾運輸工具，兩者截然不同。走路最容易落實於生活，而且好處良多。讓自己自然而然就走路去通勤或辦雜事。不管要去哪裡，盡量都多走幾步路。

善用科技　追蹤自己每天的活動。大部分的心肺器材都提供了時數、卡路里、距離等等的詳細健身數據。但如果是在戶外運動或沒使用運動器材的話，常規計步器也能告訴你每天走了多遠的路。另外還有其他裝置可用於追蹤某些有用的指標，比如卡路里消耗量、睡眠時數與品質、爬階梯數之類的。

投自己所好　樂在運動的要訣之一，就是選喜歡的去做。不喜歡跑步卻強迫自己去跑，只會徒勞無功。看看當地學院有開放哪些體育課程，或找找自家區域公園與遊憩部門所辦的戶外活動。許多當地的進修教育課程也提供運動教學。有太多活動可以提高心跳率了，不可能連個喜歡的都找不到。以下這些都是不錯的選項：健走、跑步、騎自行車、跳Zumba、肚皮舞、空手道、跆拳道、拳擊、美式壁球（racquetball）和網球。

精心安排　對於每星期找不出時間來運動的人，請把它排進行事曆裡才不會有藉口。包括時間來運動，把做運動所需的交通移動、淋浴、換裝都算進去，這樣就不會覺得時間緊迫。還有，如果打算在平常工作日或下班後運動，請確保隨身帶齊所需的行頭。

選擇早晨　對許多人來說，早晨做運動比較可行通常是因為沒藉口可以逃避。如果拖到一天快結束時，許多藉口就會悄悄浮現，比如太累啦、要加班啦、跟客戶有晚餐應酬之類的。

成為社交活動　跟朋友或夥伴一起運動，樂趣多更多。不妨跟朋友一起健走、健行、跑步、上有氧運動課或是騎自行車。挑選健身夥伴唯一要注意的，就是確保對方跟自己一樣堅持運動（甚至有過之而無不及）。否則可能會發現自己老是在勉勵朋友，更糟的是，老是在動口說卻沒在運動。

多樣化　變換活動項目可以避免無聊或心生倦怠，讓人持續投入，更能堅持下去。享受各種活動之餘，也能以不同方式挑戰身心。

參加賽事　參加賽事及活動，是維持前進和自我激勵的絕佳方法。世界各地幾乎都有賽事可以參加。喜歡跑步的人，有五公里、十公里或馬拉松賽跑可選。喜歡騎自行車或游泳的人，也搜尋得到相關的賽事活動。或是熱中某項義舉或慈善組織，當然可以去找募款運動賽事來參加。像是雅芳（Avon）公司或蘇珊．柯曼（Susan G. Komen）乳癌基金會為乳癌防治所舉辦的健走活動，或是美國糖尿病協會所辦的自行車募款活動（Tour de Cure）。

第17週 表達感謝之情

壓力控管 ☑ 幸福感和成就感 ☑

心懷感激，才能終結自我掙扎。——尼爾・唐納・沃許[13]

說謝謝這個簡單舉動，意味著停下來回顧人生，對我們所擁有的美好事物表達感謝之意。每天落實這個舉動，對精神健康有莫大的好處。

經常表達謝意，代表了我們對生活、人際關係和自身福氣的感恩。經常道謝的人，往往比不道謝的人來得快樂。他們擁有更積極正面的態度，更加熱忱、開心、有活力。此外，在心性上也更寬宏大度、好助人及樂善好施。心懷感謝還能減少緊張、焦慮和抑鬱等情緒，緩解壓力的不良影響，強化個人韌性及應付生活大小事的能力，更容易從創傷事件中復原。

表達感謝對睡眠模式也有良好影響。習於感恩的人比較容易

13 Neale Donald Walsch，國際暢銷書作家，《與神對話》系列作者。作品涉及靈性和個人成長，探討了個人、社會與靈魂深處的深層問題。

入睡，也睡得比較熟比較久，醒來時覺得更神清氣爽。

小常識報你知

根據羅伯．艾曼斯（Robert Emmons）博士的研究，表達感謝的人，快樂程度比不做的人多出25％，他們對未來的看法更樂觀，對生活感覺更良好，每週至少運動一個半小時。

流露感激之情向他人道謝，也強化了我們的人際關係，能夠更信賴對方且關係更緊密，反之別人對我們亦然。心懷感謝能夠助長寬恕心，增進人際關係的滿足感。

總之，表達感謝確實對我們的整體健康有所裨益。研究顯示，感恩心態能夠強化免疫系統、降低血壓，減輕生病症狀、疼痛與傷痛，激勵我們去運動和好好照顧自己。

改變之道　建立感恩心態

只要做些練習，就能輕易養成感恩的心。

最佳前五名　想一想你最感恩的是哪五件事，列表記下來好隨時隨地隨手可得。把它存在智慧型手機裡、放在錢包或皮夾裡，當一整天不順遂或想法消極時，就趕快看一下提醒自己，人生還是有美好事物的。

感恩日誌　寫日記不僅能強化其他生活層面，也是提升自我感恩意識的有力工具。請使用〈Part3：深度練習〉的「感恩日誌範本」，盡量常去更新自己感恩的事物。試著詳細描述，細細回味點滴小事的況味。遇到不太值得感謝的日子時，就看看日誌來提振精神吧，提醒自己生活裡仍有許多美好。

改變聚焦範圍　對同樣的福氣一再感恩並不難，比如個人的健康和家庭，但如此一來卻會削弱我們感謝新事物的能力。為了常保感恩內容如新及多樣化，幾點建議如下：(1)每次寫日誌或表達感謝時，另覓生活的其他層面來關注（例如家庭、家人、朋友、健康或職涯）。(2)以各種方式表達謝意。比如寫日記、寫信、念誦經文、跟朋友分享或是寫部落格貼文。(3)特別指明要感謝的對象。比如平常都很籠統地感恩自己很健康，但今天則要感謝自己有顆健康的心臟，明天可能感謝自己有強健的筋骨，再隔天則換成自己年輕有創意的腦袋。

洞見小日常的美好　對生活中顯而易見的大事滿懷感謝並不難，但如果能洞見平凡之美，那麼感恩層次就會有嶄新的提升。留意觀察自身周遭、環境和日常的小確幸。可能是個溫暖晴天或下雪天讓你覺得很感恩！或是送你出門的一個微笑。去享受發現日常小細節的樂趣吧。

傳達給所愛之人　每週至少一次，努力向所愛之人表達謝意。雖然不見得是有心的，但把最需要感謝之人視為理所當然卻是人之常情。因此，向他們所做的一切、給予的支持和愛表達感謝之意，不僅對方會覺得欣慰，我們自己甚至更開心。盡全力去坦率感謝所愛之人，並用言語表達對方之於自己的重要性。同樣地，能夠接受他人的感激致謝，也是實踐感恩的一環。遇到某人向自己道謝，就心懷感激欣然接受吧。倘若因故難以接受道謝，請試著去了解原因為何。

感謝全世界　我們何其幸運，能夠活在享有自由、和平安定、經濟發達的國度，一切生活基本所需——衣食、居處、飲水皆無虞。不過這些「奢侈」也很容易被忽略或視之為當然。請花時間向自由及其所帶來的福祉主動致意。切勿忘記世上還有許多不幸的人，每天都活在戰事、貧窮、飢餓、疾病和暴行肆虐的悲慘世界裡。好好反思我們所享有的福祉，都是前人努力奮鬥所留下的成果，並且拜現今捍衛這些權利及生活的某些人所賜。

重新界定想法　試著看到樂觀面。舉例來說，與其抱怨下雨天，還不如正面看待雨水能滋潤花草植物蓬勃生長。遇到不得不加班時，不如感謝這份工作能讓自己掙錢養活自己或是養家活口。想辦法接受表面上的不利，但是往好的方向想。

牽引他人 有道是「種什麼因，得什麼果」。詢問他人感謝的事物，能夠在家人和朋友間創造出善的循環和良好氛圍。當一天結束，另一半或孩子回到家後，問問他們這天有沒有碰到什麼好事或想要感謝的事。或者，在午餐或晚餐時遇到朋友，刻意跟他們聊聊你這週發生的好事，也讓他們說說自己的。引導他人說出想感謝的事，有助於散播喜樂和感激之情。

教導孩子懂得感謝 身為父母、教父母、叔叔阿姨、祖父母或教師的人，請諄諄教導你的孩子們在生活中實踐感恩。學會感恩的孩子，早期所培養的良好習慣能長久維繫。此外，實踐感恩能夠增進幸福感、快樂和樂觀態度，減輕壓力、憂鬱和焦慮，不分年齡都能獲益良多。

感謝來時路 從今而後開始發揚感恩意識是個絕佳起點，不過對往日所受到的福惠有所體認，更能夠強化你的感恩心和幸福感。想想那些曾在自己生命中伸出援手或是正面影響自己甚鉅的貴人，向他們表達感激之情吧。如果久疏問候，請打個電話或寫信表達你的衷心感謝。道謝的內容請盡量詳細明確。

第18週 重視自身所作所為

記憶力與抗老化 ☑ 幸福感和成就感 ☑

活得最有意義的人並非長壽之人，而是活得精采豐富的人。

——尚—雅各．盧梭[14]

金錢確實能讓生活變得好過些，但不見得等同於快樂。然而把錢用到什麼地方，結果卻有著天壤之別。

研究顯示，把錢花在跟朋友聚餐、度假或海濱一日遊等體驗的人，比起花錢買車子、房子或新奇玩意兒等物質的人，往往感覺更快樂。而且，來自購買體驗所得的快樂，會超越購買行為的瞬間而延續下去。一想到過去或即將參與的體驗，則會興起比購物更加良好的正面感覺。

把時間金錢花在體驗而非物質擁有上，出於各種因素會帶給我們更大的喜悅。首先，物質持有的喜悅相對有限且持續不久。

14 Jean-Jacques Rousseau（1712-1778），啓蒙時代的偉大法國思想家、哲學家、教育家、文學家，是十八世紀法國大革命的思想先驅。主要著作有《論人類不平等的起源和基礎》《懺悔錄》等。

而體驗雖然需要花時間才能徹底掌握，卻會隨著時間流逝變得更有意義，成為一輩子的回憶。再者，物品只是本身這個實體而已，但體驗卻更抽象且經常涉及所有的感官知覺。舉例來說，買新車的快樂感可能維持一星期或一個月，但它最終只會成為我們日常的平凡風景，不再特別。至於週末出遊，我們和親朋好友一起品嘗沒吃過的食物、欣賞有趣的景物、聞聞當地的氣味，身心融入新環境裡——在在都讓我們有著無盡的欣喜。就算遇到什麼不好的事，比如在陌生城市迷了路或旅途中遇到壞天氣，我們會記得的往往還是那些美好時刻，以及它們讓體驗變得多麼有趣難忘。

小常識報你知

普林斯頓大學在二〇一〇年的研究發現，情緒健康和年收入的緊密連動只到七萬五千美元為止。年收入超過此限者，並不會因此變得比較快樂。一般來說，年收入達二十五萬美元的美國人，並不會比年收入七萬五千美元的人來得更快樂。

另一個花錢去體驗勝過買實物的理由，則是體驗經常附帶社交成分：對於體驗，我們更傾向和他人分享，而所有物通常只能讓人自得其樂。和他人一起體驗事物，能夠增強社會連結、鞏固人際關係，跟他人建立起更強大深厚的聯繫——而這些都能促成我們的快樂。

改變之道　選擇有所體驗而非物質擁有

注重體驗並投入其中，我們會變得活力充沛，各種閱歷會令人生氣勃勃且大有斬獲成長。不妨參考以下建議，把花錢習慣移轉到投資體驗上。

提升自覺意識　每次想要買新東西時，先停下來想想它能帶來什麼樣的感受。自問：我會有多開心？會開心一陣子還是很久？這次的購物經驗會令我難忘嗎？我能跟別人共享嗎？如果它對自己顯然只有短期利益，那最好考慮選購有長遠效益的體驗活動來取代。假設看中一雙一百五十美元的新鞋，不妨問問自己能以同樣金額參加何種體驗活動。也許可以跟朋友去聽演唱會同樂，或是享受一趟夏日的遊船晚餐。只要想想所能經歷的樂趣，你就會認真考慮把購物的錢轉去花在體驗上。

投資自己想要的體驗　選擇體驗活動時，要注意別浪費錢參加自己沒興趣的，這樣真的會很不開心。再者，不要只因為朋友或家人想做什麼就順勢跟進。比如你偏好低調家常，那麼豪華餐廳的昂貴晚餐，大概就比不上在當地漢堡店用餐來得開心。或者你性好冒險，那麼待在一應俱全、完全不用踏出一步的休閒度假村，可能覺得備受拘束，倒不如待在鼓勵外出探索的生態度假村。各式體驗所創造的感受都不盡相同，請留意分辨自己看重的是什麼，才能投資在帶給自己最大歡樂的體驗活動上。

邀人一起參與　跟他人一同參與能獲得更多體驗，所以更要安排和家人朋友一起體驗。可以邀朋友陪同健走、帶家人去看表演，或是跟同事一起去聽演講。

預先安排好　如同先前提過的，體驗的期待感也會帶來莫大的喜悅。事先安排好體驗計畫，就可以引頸企盼即將到來的歡樂。

為體驗做留念　同樣地，緬懷體驗經歷除了能常保印象鮮活，還能事後回味樂無窮。以下方法有助於延伸這種快樂：

拍照　在體驗期間拍照。之後放上網分享，或是做成相簿送給曾經同歡的朋友們，讓他們日後也能夠重溫舊憶。

寫日記　寫日記或日誌記錄體驗的歷程，日後才看得到詳細內容。

自製摘要影片　遇到假期或特殊活動之類的重大體驗，就把期間拍攝的相片和影像編製成摘要影片，送給家人朋友吧。

開設體驗資金　如果想去的旅程費用很貴，比如紐西蘭或加拉巴哥群島之旅，那就為此目標開設一個「體驗資金」，每週存錢進去。先做好功課了解自己得存多少錢、存多久。記住存錢要持之以恆，可將原本想用於購物的基金適時地轉存到這個專款裡。

建立體驗的願望清單　現下可能沒錢去做每件想做的事，但有朝一日終會實現。不妨先著手列出私心所盼的所有體驗清單吧。只要想到什麼新願望，就把它加進清單裡。

尋找免費替代方案　某些體驗確實花錢（比如度假、聽音樂會、吃飯等），但也有許多體驗是免費的。可能需要花錢時，不妨去找找其他更不花錢，甚至更棒的一毛也不用花，就能享受相同或類似體驗的方法。比如不跟朋友在外面用晚餐，而是辦個便餐聚會，讓每個人各帶一道菜過來。或者需要度假時，考慮「居家度假」個幾天，探索一下自家附近的區域，而不用花大錢去旅遊。若是想來個音樂補給，可以看看自家社區是否剛好有免費的音樂會或表演活動，這樣就不用去看昂貴表演了。

持續獲益的贈禮　在生日和節日送實體禮物給所愛之人，不如送他們體驗活動。就算他們想要的是某個新產品之類的物件，但收到體驗的贈禮可能會更感謝。你甚至可以導引他們看重體驗感受更甚物質擁有。如果有機會獎賞績效良好的員工或合作夥伴，不妨送給他們能眾樂樂的體驗活動，共享體驗特別有助於提振組織或團隊的整體士氣。

第19週 尋求靜默

壓力控管 ☑ 專注力與效率 ☑

靜默是巨大力量的來源。——老子

從鬧鐘鈴響標示一天之始直到晚上閉眼入睡，這期間我們許多人都被喧鬧聲，亦即多餘的雜音所轟炸。如果現在停下來聆聽，會發現窗外就有閒聊聲、警報鳴笛聲以及車輛呼嘯而過的聲音，再不然，起碼房內還有一些電器的嗡嗡運作聲。無所不在的噪音也對我們的精神方面造成傷害。

噪音過多時，人在生理上會產生壓力反應。在一項關於慕尼黑新舊機場關閉至啟用期間的研究中，針對了機場遷移之前、期間和之後，學校鄰近這兩處場址的學生狀況做出評估。相較於已關閉機場附近的學校學生，學校靠近現今營運的新機場的學生，壓力荷爾蒙的腎上腺皮質醇指數明顯偏高。

噪音——從市街上的鳴喇叭聲到樓下大廳的高談闊論聲全算在內，都會妨礙我們進行思考、削弱表現，降低專注力。慕尼黑機場研究也顯示，舊機場附近的學生原本在記憶和閱讀方面的測試成績較差，但機場關閉後就進步了。而這種反轉也發生在新機場附近的學生身上：新機場啟用後，學生的成績就下滑了。此外，噪音超量或異常高分貝也會引發精神疲憊、焦慮，甚至攻擊性。

閱讀和嘈雜環境的關聯

一九七〇年代一項研究顯示，住在紐約市低樓層較吵雜公寓的孩子，閱讀成績比高樓層的孩子來得差。噪音對閱讀的影響也見諸於學校環境。環境心理學家亞賴．布朗拉弗（Arline Bronzaft）博士在紐約市所做的研究發現，教室面對火車鐵軌的小學生，閱讀成績較同校安靜側教室的孩子低很多。

在安靜平和的環境裡消磨時間是一種療癒。大腦可暫時獲得所需的緩解，我們也能夠抒壓放鬆。排除了持續妨礙因素讓人得以全神貫注，也替白天（和夜晚）生活注入了一絲寧靜祥和。

改變之道

將自身環境的嘈雜降到最低

因為太習於活在喧鬧的世界裡，一旦安靜下來，我們幾乎都會覺得奇怪不自然。但是，如果能在較寧靜的環境生活，會感覺較自在、壓力少，且更能專心。以下這些建議有助於營造更為安靜的環境：

評估自身環境　請使用〈Part3：深度練習〉的「噪音檢視表」，為自己居家及工作場所一天各時段裡的噪音程度做評估。是否覺得分心了？感覺緊張？工作的時候能夠專心嗎？有哪些噪音是可以關掉或降低音量的？

創造較安靜的環境　對於特別吵鬧的空間，盡量想辦法降低聽得見的噪音音量。比如老舊家電經常發出大噪音，不妨考慮購買低噪音的新機種。使用軟布料做裝潢，柔軟的織品有助於吸音。如果住在喧鬧的街區，可以把窗戶換成隔音窗戶，或起碼替窗戶加工（比如裝窗簾、隔音條），降低外面傳來的噪音。

待在天然安靜的場所　選擇更靜謐平和的環境，不要頻繁出入吵雜場所。需要專心工作時，就去藏書豐富的公共圖書館，別去吵雜容易分心的本地咖啡廳。跟朋友相約，捨熱鬧咖啡館而去公園野餐。與其去看運動比賽，不如到當地公園、海濱或是自然保護區度過愉快時光。

小常識報你知

騎雪地摩托車、戴耳機大聲聽音樂、在樂團裡演奏、參加震耳欲聾的演唱會，這些都會造成噪音性聽損。二十至六十九歲的美國人，約15％有聽力受損的毛病，原因可能來自工作，或從事休閒活動時，暴露於高分貝聲音或噪音中。

阻絕噪音　遇到噪音無可避免時，其實可用一些簡單裝置加以阻絕。在吵雜的職場環境工作，噪音可能會升高壓力指數，讓人難以專注、維持效率。要是有幸坐擁一間辦公室，不妨用白噪音播放器來阻絕外界多餘的雜音。若是在小隔間工作，就使用隔音耳塞。另外在旅行的時候，可以戴消噪耳機或耳塞擋住喧譁聲或嬰兒哭鬧聲，甚至也可阻隔飛機引擎運作的巨大聲響或火車行駛於鐵軌上的隆隆聲。

善用家電用品　盡量少用運作聲響特大的家電用品，比如吹風機、食物調理機和吸塵器，不然就在使用時戴上耳塞。看電視或聽音樂時調低音量。你會很驚訝地發現，就算音量調小，樂趣依然不減。

寧靜的夜晚　我們太多人都用電視、音樂、電玩以及其他喧鬧的娛樂來填滿寂靜的空白，以至於有些人甚至會開著電視作伴或看到睡著。靜靜消磨時間聽起來或許有點可怕、怪異或令人不安，但只要經過練習，就會帶來很棒的好處。在一週裡選一天，營造一個近乎完全闃靜的寧靜夜晚。要是有同住的人，就邀他們一起參加這個儀式。不要看電視或聽音樂，而是找些安靜的活動來享樂，比如看書、玩牌，坐在外頭門廊聆聽蟋蟀鳴唱或是樹林間吹拂而過的風聲。

第20週 勇於表達自我

壓力控管 ☑ 幸福感和成就感 ☑

站起來說話需要勇氣，坐下來傾聽亦然。——溫斯頓．邱吉爾[15]

人類與生俱來就擁有口述自我想法和感受的能力，但許多人卻沒有善加運用這項天賦。某些情況保持沉默或許是金，但很多時候說出己見往往更有助益。說出自己的想法能穩固人際關係、強化自信心、抒解壓力，甚至還可能快速發展個人的職業生涯。

越常選擇保持沉默，不說出自己的情緒、感受、想法或意見，等到要說出口時就會難上加難，形成一種潛在的惡性循環。但是，只要願意開口積極發揮，就會有驚人的回報。花時間表達自己，跟他人真誠分享，不僅能讓對方更了解你這個人以及你的出身背景，還能建立起更親近的關係。此外研究也顯示，表現自我能避免壓抑怒氣、憤恨或焦慮，這類情緒會危害人際關係，甚至引發癌症、高血壓或其他重大疾病。

15 Winston Churchill（1874-1965），英國政治家、演說家、軍事家和作家，曾出任英國首相。

對於增進自信心和自尊心，勇於說出己見攸關緊要。有話藏著不說，便是在無意間透露我們對現下問題沒意見，可能導致其他人代為做出決定或主導我們的想法和感受。這也會造成自我直覺信賴不足，沒辦法區分自身和外界所期盼的想法差別。說出己見需要勇氣，尤其不得不說出逆耳之言時更是如此。但只要經常表達自我，就會越來越得心應手，變得更有信心且更自重。

小常識報你知

一些研究顯示，比起男性，女性在團體中較不表達自己的意見。楊百翰大學和普林斯頓大學的研究發現，在傳統會議上，女性比起男性同事的發言率少了25％。這種現象在女性自覺位居少數時更加明顯。

表達自我也有助於贏得別人的尊重。比如在職場上，開會時發言表達意見或問題解決方法，能顯現自己對討論有所貢獻，且具備分析性思考能力。如果一直默不作聲，同事就看不出你的附加價值，你也可能錯失良機。再者，若是在私生活上選擇沉默以對，所愛之人就無法予以回應或了解你的看法。更糟的是，如果那些沒說的話可能正面影響別人或自己的人際關係，那你就是剝奪了彼此的機會。把心中所想說出口，才能開啟通往改變的道路。

改變之道

傳達自身感受、想法和意見

苦於表達自我的人，可能會覺得本週要做的改變有點難。但大可不必如此，參照以下建議就能有效解決：

評估自身弱點　認清在何時、何種情況下最難表達自我。是工作的時候？跟朋友相處時？還是跟家人共處時？試著去理解那些人或事的哪些部分造成自己噤聲不語。是過去的經驗養成習於沉默嗎？或是害怕表達帶來的後果？抑或過去曾說出己見卻造成不良後果？請使用〈Part3：深度練習〉的「勇於表達自我評量表」回答上述及其他問題，幫助自己更加明白表達自我受阻的原因。

勤做練習　覺得說出己見有些尷尬的人，可以用低風險的方式表達。比如在餐廳用餐時，端上桌的湯品不熱，請直接告訴服務生。想看的電影跟同伴不同時，告訴對方自己比較想看哪一部。從較無關緊要的小事練習發表意見，慢慢更有自信後，就能對重要之事堅定表明想法。其他練習方法還有加入演說表達團體，比如國際演講協會（Toastmasters），演戲、參加其他表演團體或讀書會。

說得出口也要說得巧　有話得說時，需要巧妙取得平衡：過與不及都會造成傷害。要對所愛之人或同事表達感受前，先弄清楚不得不說這些話的背後意圖，尤其是可能嚇到或傷害到對方時。選個時間和對方開誠布公地討論。避免論及別人的不是或抱怨。談話不離題，意圖要正面積極。涉及自身立場說明時，用「我」第一人稱來陳述（說「我覺得」好過「你讓我覺得」），以免對方有所戒備。語帶尊重保持中肯，言簡意賅。最後，練習主動傾聽，也讓別人能夠訴說他們的想法、感受和意見。這會讓對方覺得有共同感、受到關心和重視。

他人的想法　別讓他人的看法阻撓你堅持自己的主張。有時候忠言逆耳會令人反感，也可能徹底惹火人。即使不中聽，但言所當言或許正是改變你人際關係、職涯、人生規劃，或改善正在處理之事所需要的。

別管完美與否　若是擔心表達或結果不完美才不說出己見，那麼請記住，抒發己見是展開建設性對話的第一步，才能從A進展到B。有話卻藏著不說，就是冒著完全不為人所聞或理解的風險。略帶尷尬地說點什麼來激發更熱烈的討論，絕對比任何討論都沒有好得多。

鼓勵他人發聲　等到你能自在分享個人感受和看法了，就去鼓勵別人也這麼做。促成他人發聲有助於穩固人際關係，跟所愛之人及同事能更有效地溝通，如此一來就能相互理解彼此的感受和看法。

第21週 規劃時間箱

壓力控管 ☑ 專注力與效率 ☑

善用光陰，切莫錯失美好。——威廉．莎士比亞

過去十年來，美國企業將「時間箱」概念廣泛用於提升生產力。同時它也對個人時間管理裨益良多。時間箱是一種時間管理術，規範單一事項所耗費的時數。不是一口氣做到完，而是為某件事分配一定的工作時數，比如三十分鐘，然後才轉去做別的事。

替任務制定時限，最大好處在於能提升專注力和生產力。根據帕金森定律（Parkinson's law），完工期定得越長，反而耗更多時間做事。不過只要加以限制，就能夠簡化流程並列出優先順序，如期完成工作。我們因此必須心無旁騖地集中注意力，生產力也大為提升。此外，生產力提升也肇因於必須無視浪費時間的活動，比如收發電郵、上網瀏覽或上社群媒體閒聊。時限有助於防止拖延，激勵我們承接討厭的任務或案子。知道自己只需投入有限的時間做不喜歡的事（比如報稅），好像就沒那麼糟糕了。

如此就能推動自己跨出第一步去達成目標。即便只是著手去做討厭的案子或任務，起碼也算有了進展，能進一步促使我們繼續去完成。

限定工時還能減輕力求完美的傾向。若是完工時間綽綽有餘，就很容易吹毛求疵想要做得盡善盡美，甚至不知不覺耗掉了實際所需的兩倍時間。但有了時間限制，無論完美與否都得如期完成。

遇到艱鉅或難以招架的超大型任務時，限定時間有助於將任務拆解成較容易處理的子任務。除了這種做法較有效率外，每次完成小任務也會覺得又朝目標終點更進一步了。此外，時限還能激發創造力，在小任務之間留空檔審視自己所做的工作內容，再帶著新領悟回到任務上。

總之，限定工時有助於看清自己花了多少時間完成某些工作或任務。以更清晰的概念規劃排程，才能準備充分地承接自知能完成的任務，並拒絕那些不甚重要或不切實際的任務。

改變之道　制定工作時限

限定時數幾乎適用於各種想要完成的工作或任務，從做家務到彙整工作簡報都助益良多。以下建議有助工時限定發揮最大效益：

使用定時器 雖然聽起來有點蠢，不過用個定時器能讓自己按表操課。隨自己喜好可用傳統鬧鐘、廚房定時器、手機或電腦做設定。著手進行有時限的事務時，就設好定時器，工作到鬧鈴響為止。工作期間要忍住不去查看時間，請放心地讓定時器通知自己時限已到。

選擇任務 各類型的活動都適用工時限定法，不過以下類型尤其受用：因為厭煩、不快，很需要鼓足動力才會去做的事，比如報稅；或是規模龐大嚇人的大型工作案；以及不知不覺很容易就「超時」的活動，比如用社群媒體、讀或看新聞，還有收發個人電郵。

規劃合理的時限 替任務安排合理且能發揮個人最大效能的有限時數。比如支付帳單這類枯燥乏味的事務，就定個十五至二十分鐘的短時數，看起來比較不痛苦才有動力著手開始。但任務若屬於某個大型計畫的一環，需要更加全神貫注來投入的話，可能就得制定四十分鐘至一小時的較長工時，才能有真正的進展。適切地規劃時限很重要，不要短到一事無成，也不要長到讓人被艱困、乏味工作累到筋疲力竭。

例外情形 恪守時限固然重要，但有時也會遇到明明時限已近，卻欲罷不能還想繼續下去。這就是所謂的「高效能時區」或「神馳」（flow）狀態。若在進行討厭的工作、需要創造力的工作，或是隸屬大型複雜計畫一環的工作時遇到這種狀況，就欣然接受地持續下去吧，這樣也會有好處。將時限做一定程度的延長（比如一小時）以完成更多進度，不過在原時限近尾聲時，需重新評估自己的效能，以免有衰退之勢而浪費了任何時間。善加利用這些高效能時刻，以彌補效率不彰的低迷時刻。當然，若是延長了某件任務的時限，其他任務也要記得調整。

制定公約時限　會議和電話進行太久或被沒時間概念者所把持，很容易變得徒勞無功。雖然絕無輕視或貶低他人之意，但是嚴格規定會議和電話的時限助益良多。你越是堅守時限規定，其他人也會漸漸循例遵守。

第22週 食用好脂肪

壓力控管 ☑ 專注力與效率 ☑ 記憶力與抗老化 ☑ 幸福感和成就感 ☑

食物就是我們的良藥。——希波克拉底斯[16]

只要講到健康，沒有人會否定營養均衡之於強健人體的重要性，但飲食其實也對人類大腦影響甚鉅。

脂肪大約占人腦60％，因此吃對脂肪對大腦運作至關重要。飲食中反式脂肪和動物性飽和脂肪攝取量高，通常也是失智症、憂鬱症及認知障礙的高危險群，而充分攝取不飽和脂肪，則有助於降低精神健康方面的風險，並且能改善認知功能。

油脂豐富的魚類，比如野生鮭魚、沙丁魚和鯡魚，能夠提供大腦活化所需的Omega-3必需脂肪酸。除了維護和促進腦細胞發育外，Omega-3還能有效降低失智、憂鬱及認知衰退的罹患風險，改善專注力和記憶力。由於人體無法自行合成必需脂肪酸，因此必須從飲食中攝取。其中又以富含EPA和DHA的魚類為

16 Hippocrates，古希臘醫學家，被譽爲「西方醫學之父」。

最佳來源，這兩種脂肪酸較不易從植物性來源取得。蝦蟹貝類通常也富含確保神經組織和腦細胞健全的維生素B_{12}，這種必要營養素有助於預防憂鬱症。

> **小常識報你知**
>
> 跨國比較精神疾病的研究顯示，魚類食用量最高的人口族群在其他精神健康方面，罹患憂鬱症、躁鬱症和季節性情緒失調的比例最低。

堅果種子類富含維生素E和除自由基抗氧化物質，已證實可增進認知功能。由於植物性Omega-3脂肪酸含量高，核桃被譽為堅果首選之一。二〇一一年一份研究顯示，連續八週食用兩盎斯香蕉核桃麵包的大學生，相較於只吃原味香蕉麵包的受試者，推理論證能力有所進步。而神經科學學會（Society for Neuroscience）所發表的其他調查則發現，膳食中包含2%、6%（每份重量約一盎司或四分之一量杯）或9%（一點五盎斯）的核桃量，可以逆轉大腦老化以及運動與認知障礙。

酪梨和橄欖（以及從二者所榨取的油）都富含單元不飽和脂肪。單元不飽和脂肪有助於維護腦細胞膜的構造，促進健康血液流動，將更多氧輸送到腦部並降低血壓，此二者對認知功能有重要影響。調查研究顯示，食用酪梨油和橄欖油能夠改善記憶力，防止認知衰退。在二〇一二年針對六千二百名六十五歲以上女性所做的研究中，相較於主要從玉米油和植物油攝取多元不飽和脂肪的女性們，平均來說，大量攝取單元不飽和脂肪的受試者們，在認知試驗的成績最佳。此外，飲食中飽和脂肪高的女性，大腦比實際生理年齡老了五、六歲，而大量攝取單元不飽和脂肪者，大腦則年輕了六、七歲。關於酪梨油和橄欖油還有另一好處，就是兩者都有豐富的維生素E。

最後要提的是，蛋能提供富含胺基酸的優質蛋白質，對於神經傳導物的合成不可或缺。同時蛋也富含維生素E和膽鹼，後者是一種屬於維生素B群的營養素。膽鹼是合成乙醯膽鹼的前體，這種神經傳導物對記憶力很重要，研究證實它能改善長期記憶和持續專注力，減少失智症前兆。

改變之道　享用增強腦力的脂肪和蛋白質

本週改變所提到的食物都滿萬用的，很容易融入大部分的飲食裡。

小分量效果大　食用堅果、種子、酪梨和橄欖油等富含健康脂肪的食物時，要記得它們的熱量也很高，必須適量食用。所謂的每份大約是堅果或種子一盎司（最多就四分之一量杯），酪梨四分之一或二分之一盎司，橄欖油或酪梨油一湯匙。備餐時要忍住，不要全部都入菜一次上桌，這樣脂肪含量會急速暴增。

鮭魚萬歲 務必要選阿拉斯加野生鮭魚或紅鮭。除了可攝取到其他魚類所不及的大量Omega-3，還可以避免接觸到旗魚、鮪魚及其他大型魚類偏高的含汞量。選擇阿拉斯加野生鮭魚或紅鮭，有助於避開其他鮭魚常見的多氯聯苯，比如人工養殖的鮭魚。盡量以水煮、炙烤或烘烤方式烹調鮭魚，總之絕對不要用油炸的。若是不喜歡魚或鮭魚，不妨改吃富含EPA和DHA的Omega-3保健品。

鮪魚新吃法

熱愛鮪魚沙拉？鮪魚冷沙拉有更健康美味的吃法，就是把鮪魚換成阿拉斯加粉紅鮭或紅鮭水煮罐頭，再跟四分之一杯的新鮮酪梨、第戎芥末醬、檸檬汁、切碎洋蔥一起混合，保證美味到不行！

喜歡熱食的人可以自製特補腦的鮭魚漢堡，把罐裝鮭魚跟生蛋液及全麥麵包屑混合後，煎熟即可。

蝦蟹貝類海鮮　蝦蟹貝類的海鮮跟義大利麵及米食非常搭。不妨試試義式燉海鮮湯（Cioppino）或西班牙海鮮飯，配料常見蝦類和其他富含維生素B_{12}的海鮮，例如淡菜（貽貝）、牡蠣和扇貝。在沙拉裡添加蝦，或是享用一整碗清蒸的新鮮淡菜或蛤蜊。海鮮盡量不要油炸，因為會含不健康的反式脂肪。

瘋堅果，嗜種子　享用核桃和種子的方法無限多。不妨參考以下建議：

點心　一把核桃或種子加上一片水果，就是一份高纖且維生素和礦物質豐富的營養均衡點心。

沙拉　在沙拉上撒一、兩湯匙的碎核桃或富含膽鹼的葵花籽。

早餐　在玉米片、燕麥片和脫脂希臘優格上，加一湯匙的碎核桃或富含Omega-3的亞麻籽粉。

三明治　喜歡花生醬果醬三明治的人，可以把花生醬換成核桃醬。大膽地自創口味吧！

配菜　把核桃和種子加到蔬菜、餡料和焗烤菜裡。

甜點和烘焙食品　熱愛甜點或麵包的人，盡量選擇含有核桃、罌粟籽或芝麻的製品。

橄欖、酪梨及其油品　義大利麵食、焗烤菜和地中海食物經常活用橄欖入菜。使用酪梨油或特級初榨橄欖油（EVOO），盡可能自製沙拉淋醬。特級初榨橄欖油是純度最高最健康的一種橄欖油。在奶昔裡加四分之一杯或半杯酪梨，口感更滑順，也可用來取代三明治裡的美乃滋，或作為沙拉的點綴。需高溫烹調比如熱炒時，請使用酪梨油，低溫料理如低溫嫩煎，就用橄欖油。

蛋類 可在早餐時享用一、兩顆炒蛋，或午餐時來一顆水煮蛋。過去蛋曾因膽固醇含量高而名聲不佳，不過近期研究顯示，健康飲食不可缺蛋，而且蛋並不會造成高血脂，動物性飽和脂肪和反式脂肪才會。沒有高血脂毛病的人，吃蛋不用擔心。

強健大腦之宴 將強化大腦所需的營養成分，做成各含獨特食材的開胃小點或小菜（tapas），開心享用吧。比如鮭魚壽司捲裹芝麻、燒烤蝦串、酪梨醬、魔鬼蛋、橄欖醬，以及調味核桃。舉辦共享餐會教導親朋好友製作強健大腦的餐點，每個人都運用一種補腦食材來入菜，最後可能會創出嶄新美味的食譜。

第23週 敞開心胸

專注力與效率 ☑　記憶力與抗老化 ☑

生活的品質和你能自在對應無常的程度成正比。

——東尼・羅賓[17]

我們許多人都抱持著某些價值觀和信念長大，且終生信守。這些價值觀和信念造就出我們的現貌，也是我們賴以做決定及過生活的主要依據。堅守自身價值觀固然重要，但信念太僵化也會造成阻礙。倘若因此不願嘗試新體驗、新想法或新的處事之道，就會錯失許多生命所賦予的事物。因此，建立開放心態相當重要。

心胸開放可讓人建立更穩固密切的人際關係。我們會更善於傾聽、有共鳴感，就算不贊同某人，也能理解對方的觀點和想法；更有毅力，對異己較能持平看待。包容性也讓我們少些批

17 Tony Robbins，職業演說家、諮詢專家、世界級潛能開發專家，曾獲美國布希總統授予「學術成就獎」。

判，對他人的處境和需求較具同理心。如此一來別人會更信賴我們、更樂意溝通，也自覺受到尊重，而這一切都會讓我們變得更有魅力。

抱持開放心態對於處理壓力也很重要。遇到事情沒按計畫進行，我們比較不會被激怒、感到挫敗或心煩意亂，較能接受不確定性。也會懂得變通，較能坦然接受非預期的結果；能夠接受事出必有因，對自己無法掌控的事情釋懷。真有問題發生時，包容開放能激勵出更有效的解決辦法。只要願意聽取不同的新意見，就能發現如此才能得見的解決之道和可能性。

保持開放態度也會讓人變得更快樂、更正向思考，更容易在逆境裡看見希望曙光；也樂意去體驗可能帶來有趣刺激機會的新事物。敞開心胸會讓人較容易接受批評指教，將負面經驗視為成長的機會，允許自己對生活各層面或自身做改變，自然而然就能非常快樂和滿足。

只要敞開胸懷，世界就會在我們面前豁然開展，更容易得見廣闊的遠景；生活變得更有趣、創意增多，對於突發狀況也能甘之如飴。

改變之道　養成開放態度

即使大半輩子都依循一套既定價值觀或信念過活，仍然可以培養開放的心胸。不妨參考以下方法：

價值觀對上開放心態　不要認為心態開放就是放棄自己的價值觀，或是改變原本的自己。要謹記，人永遠都該忠於自己。換言之，需要我們去開放包容的，是他人不同的生存方式、新體驗，以及拓展自我心態的新思考方式，這些能帶來更豐富精采的可能性。

自我檢視　沒人會想承認自己好批判、剛愎自用或心存偏見。然而有不少人的性格偶爾會出現這些特質。先退一步想想自己是個什麼樣的人，自身種種想法的根據又是什麼。哪些觀點會因有所改變而受益？請利用〈Part3：深度練習〉的「敞開心胸評量表」作答，提升自己對關注領域的覺察力。

實事求是　遇到自覺可能會遽下結論的情況時，先退一步問問自己的想法。問問自己是否確定，自己的看法或結論絕對沒錯。有沒有別的可能性、解決辦法或說明解釋？在看法確定前，對人或狀況要徹底力求真確。

用心傾聽　想要維持開放態度，就得勤練良好的傾聽技巧。如果能夠用心傾聽並聽出他人話語的真意，自己也會獲益匪淺。倘若自說自話的時候居多，對其他觀點的接受度就會降低。練習一下十次中至少有七次是自己主動傾聽。

擁抱不確定性　只要能夠欣然接納人生的不確定性，那就從期待事事完美的重擔解脫出來了。因為我們都知道，完美並不存在。要知道一件事可能有百百款結果，而且都行得通，這種認知對快樂至關緊要。要相信自己有能力克服、因應多變的形勢，堅定自信地向前邁進。

尋求不同見解　要建立開放心態，就需要親身接觸新的想法和意見。跟朋友、家人及同事廣泛談論各種話題。先從相對較無傷大雅的主題開始，比如聊聊新上映的電影或新餐館。慢慢習慣傾聽別人對各種事情的想法意見，然後再進到下一階段，跟人討論較容易變激動的話題，比如政治或宗教。發揮主動傾聽的技巧，按捺住想辯解或爭論的衝動，記得敞開心胸加以傾聽。

親身去接觸　接觸到自己國家或其他國家不同的文化、宗教和區域時，包容性比較容易養成。走出舒適圈，好好去探索吧。去認識形形色色的人，跟他們深入交談。如果每一、兩年能到新國度旅遊，不妨去融入當地文化，避開一般的觀光飯店、餐廳和旅遊行程。無法去旅遊的話，不妨考慮去上其他文化的推廣教育課程。

第24週 關於睡眠

壓力控管 ☑　專注力與效率 ☑　記憶力與抗老化 ☑　幸福感和成就感 ☑

這種經驗很常見，晚上難以解決的問題經過一夜好眠，隔天早上便迎刃而解了。——約翰．史坦貝克[18]

為人父母者，最深刻了解睡眠的重要性了。孩子睡眠不足時，會非常明顯地鬧脾氣、煩躁、難搞。這些現象其來有自：因為無論就長、短期來看，睡眠對人的精神健康都至關緊要。此外，睡眠對腦部發育和功能也非常重要，因此睡眠品質對兒童、青少年及成年人的精神健康都影響甚鉅，就連小嬰兒也不例外。

良好的睡眠包含兩種主要型態，分別是快速動眼（REM）和非快速動眼（NREM），它們會交替循環出現，反映不同程度的大腦活動。一個完整的睡眠週期大約是九十分鐘至兩小時，一個晚上會出現數次。

18 John Steinbeck（1902-1968），二十世紀美國作家，為一九六二年諾貝爾文學獎得主。代表作品有《憤怒的葡萄》《人鼠之間》《伊甸之東》等。

睡眠充足，認知功能才能正常運作。睡眠不足時，我們會精神不濟，注意力無法集中。在睡眠期間，大腦忙著處理白天的訊息，將記憶、事件、學習所得、感官接收和情緒連結起來。快速動眼睡眠在這些區域扮演著極其重要的角色，它能幫助「記憶鞏固」，亦即大腦將新資訊重整與記憶。睡眠中斷或不足時，這種運作就會暫停，削弱我們學習和記憶事物的能力。

小常識報你知

一九八三年加拿大所做的睡眠研究顯示，比起同齡一般智商的孩童，高智商孩童的睡眠總時數更長——每晚多出三十至四十分鐘。

由於睡眠能維持荷爾蒙分泌平衡，因此對情緒、壓力和快樂程度也有極大的影響。若是縮減睡眠，血清素（別名幸福荷爾蒙）和褪黑激素（調控睡眠清醒週期的荷爾蒙）的分泌就會降低，皮質醇（壓力荷爾蒙）分泌則升高，造成易怒、急躁、沮喪、情緒化以及其他精神健康問題。

若是苦於長期睡眠不足，無庸置疑會有長期影響。可能發生的醫療併發症包括高血壓、心肌梗塞、心臟衰竭、中風，精神方面則可能出現憂鬱症和其他情緒障礙、注意力缺失症（ＡＤＤ）以及心智障礙等問題。懷孕期間若睡眠不足，可能造成胎兒及幼兒期發育遲緩。

總結來說，一夜好眠能為精神健康帶來神奇的效果。

改變之道　每晚要有七至八小時的良好睡眠

研究顯示，每天晚上睡八個小時對身心健康最好。以下是一些可確保好睡的技巧：

打造睡眠聖堂　把臥室打造成「睡眠區」，有助於培養良好的睡眠習慣。不妨參考以下做法：

床墊和枕頭　床墊和枕頭對一夜好眠無比重要。要是它們無法給予舒適的支撐，你可能會難以入睡或筋骨痠痛疲累地醒來。測試多種床墊和枕頭，找到最適合自己所需的。萬一喜歡到貴的，不妨認真考慮多花一點錢，因為這是對精神（和身體）健康的重要投資啊。

床單、寢具和睡衣　跟床墊、枕頭一樣，寢具也要舒服才行。選購時先感覺一下纖維觸感，確定是自己想要的感覺。通常織紗數越高，膚觸感會比低的來得舒適柔軟，但若是遇到織紗數極高卻價格低廉的產品就要小心了；其他考量因素也很重要。至於床罩，宜選擇最適合居住環境氣候的產品。同樣地，睡衣褲也應該依氣候、舒適度及輕鬆無拘束的條件來選購。

溫度和溼度　房間太冷、太熱或太溼、太乾，都會擾亂睡眠模式。此外，睡眠時人的體溫調節能力會降低。研究顯示，將臥室溫度維持在較冷狀態最理想——大約是攝氏十六至二十八度（前提是有使用床單、床罩、穿著睡衣褲）。若是住在氣候乾燥地區，就使用加溼器將室內溼度調節得更舒適。同理，要是房間潮溼不舒服，就用除溼機除掉一些溼氣吧。

睡眠專區　科技產品會刺激人的感官，明明該睡覺了卻放鬆不下來。打造臥室成為睡眠專區，意味著不要在裡面工作或娛樂消遣。請克制自己不要在臥室裡擺放電腦或電視。還有就是，把工作資料和無線行動裝置隔離在臥室外面，尤其是在該就寢的時刻。

燈光照明　在臥室安裝調光開關或使用三段式燈泡，以便在夜間調節照明強度。昏暗的光線會讓大腦接收到就寢時間已近的信息，同時也要確保沒有其他可能妨礙睡眠模式的干擾光線。比如有使用鬧鐘，就盡量把鐘面亮度調到最低，並且擺在遠離床鋪和視線範圍的地方。使用遮光窗簾阻絕所有戶外的光線。要是覺得還有一絲絲光線干擾，那麼戴上眼罩可能會有幫助。

吵雜聲音　外面的雜音，就連雨水敲打窗戶聲都足以擾亂睡眠，讓淺眠者睡不著。如果受雜音所苦，睡覺時不妨戴上耳塞，或是買個白噪音播放器蓋過討厭的雜音。

按睡眠作息表操課　良好的睡眠品質有賴重複性的習慣來達成。每天晚上固定同一時間睡覺，早上同一時間起床，就連週末也不例外。太晚睡和（或）太晚起床，這對能否遵守良好睡眠作息表是個警訊，甚至可能引發失眠。持之以恆地重複固定作息，能夠讓生理時鐘（反映人類睡覺、吃飯模式的節律）規律運作。如果目前無法睡滿七、八個小時，那就先提早個十五分鐘就寢，或比現在晚十五分鐘起床來增加睡眠時數。每隔幾天就這麼做，直到每晚能睡足七至八小時為止。

用照明做引導　理想上，我們也希望能日出而作，日落而息，因為這對生理時鐘也有好處。但是由於居住地和季節時令的差異，不見得都能依此作息。為了彌補白晝時間長短不一，醒來時可沐浴在明亮的晨光中，晚上就盡量少暴露在光照下，好讓大腦知道現在該睡覺了。不妨考慮買個「陽光模擬器」當鬧鐘。這種鬧鐘會在起床時間快到時，模擬日出逐漸增強光線照亮房間。

做運動　研究顯示，規律運動能夠改善睡眠品質。也就是說，選對時間做運動很重要。運動時間離就寢太近會讓人睡不著。這裡有個經驗法則，就是做運動至遲要在睡前五至六小時，以免擾亂睡眠模式。

睡前不該做的事　請多加留意，以下這些刺激事物都會妨害你為入睡所做的努力。

下午兩點過後攝取咖啡因　儘管效果可能因人而異，但含咖啡因飲料的提神作用確實會讓人保持清醒。而罪魁禍首當然就數咖啡、茶和軟性飲料（汽水、可樂）這類含咖啡因飲料了。不過像巧克力、減肥藥、非處方過敏藥、感冒藥和某些止痛藥，也可能含有咖啡因成分。

傍晚小睡　白天太晚才小睡或睡太久，都會擾亂睡眠模式。請盡量在下午三點前小睡，且睡眠時間不超過四十五分鐘。

藥物　我們知道，有許多藥物會擾亂睡眠模式。如果現在有服用藥物且正苦於睡不好，請跟醫生談談，找出是其中哪種藥物導致睡眠不良。

喝酒　雖然喝酒肯定會讓人昏昏欲睡，但它卻會抑制我們整夜睡好覺的能力。因為酒精會阻礙深層睡眠階段和重要的快速動眼階段，此二者對精神健康至關緊要。

抽菸　除了原本就有害健康，抽菸還會造成睡眠紊亂。由於尼古丁的戒斷影響，許多抽菸者睡得很淺，常在半夜或清晨時醒來。

睡前兩小時內吃大餐、加工糖類和飲料　睡覺前大啖人體敏感的餐點或食物，會造成胃灼熱、消化不良及不適感，或是睡前吃糖或甜食導致血糖升高，這些都會讓人難以入睡。此外，若是剛好睡著，中途醒來恐怕會因血糖值下降，很難再睡回去。同樣地，睡前喝太多液體意味著半夜至少會醒來小解一次，不然就是好幾次。

電腦、電視、電玩及其他科技產品　這些產品會在睡前啟動大腦。睡前至少一小時，避免看電視和其他刺激性的科技產品。

工作　習慣晚上把工作帶回家的人，請在睡前一至二小時停止工作。這樣才能放鬆精神，放下期限和其他工作相關的壓力。

睡前適合做的事　就像某些事物會讓人睡不著，但有些卻能助眠。創造一個輕鬆愜意的睡前儀式，暗示身心是該放鬆的時候了。

喝茶　睡前一小時喝一小杯花草茶。

洗澡　洗個溫水澡、熱水淋浴、蒸氣浴或三溫暖。熱度可以消除壓力、鬆弛肌肉，做好休息的準備。

聽音樂　聆聽舒緩音樂或大自然天籟。

冥想　或是做深呼吸。

閱讀　讀輕鬆書籍，最好不要選驚悚、推理這類太過刺激的書。

芳香療法　薰衣草的抒壓療癒效果尤佳。

享受按摩　如果沒有同伴能幫你按摩，不妨考慮買個按摩椅或活動躺椅，獨自享受按摩的樂趣。或是找便宜的小物件來用，比如用「輕巧按摩器」來按摩頭皮、木製足底按摩滾筒按摩腳，或是拿木製滾輪按摩器用於肩頸和其他緊繃的身體部位。

寫日記　我們常因為腦子裡盡想著「待辦事項」及一天的點點滴滴而睡不著。寫日記有助於將這些思緒傾倒出來，讓人得以放輕鬆。

遲遲沒睡意時　遇到夜晚無法成眠或是半夜醒來睡不回去的時候，就離開床鋪吧。起來做些能讓自己放鬆、或是能轉換因故睡不著心情的事。待在昏暗的環境做能放鬆的事，比如閱讀、寫日記或聆聽抒壓音樂。

何時應尋求協助　如果經常難以入睡、每晚容易醒，或是睡了一整晚還覺得疲累倦怠，那麼有可能是睡眠障礙。睡眠呼吸中止症、嚴重打鼾及睡眠中的呼吸問題，都會擾亂睡眠，造成各種問題。倘若長期睡眠不足，請尋求睡眠專家的協助或跟家庭醫生商量。

第25週 喊停隔離

壓力控管 ☑ 幸福感和成就感 ☑

拳頭緊握時，沒有人能清晰思考。——喬治．琴．納森[19]

叫孩子面壁思過的管教手段，涉及了暫時跟環境以及（或）其他人隔離，好讓孩子了解自己的行為失當或不被允許。無論是否贊同父母用罰站管教孩子，把這招用在自己身上卻不失為一個好方法，可讓自己抽離惱人困境，展望全局，維持正面、理性和健康的心境。

遇到引發憤怒、怨恨、恐懼、痛苦或難過等壞情緒的情況時，我們很容易被自己的情緒沖昏頭。太過情緒化會讓人失去綜觀大局的遠見，難以進行正面、有益的合作交流，還可能說出或做出傷人的事，日後追悔莫及。人際關係因而受到危害，或是把原本面臨的問題鬧得更大。因此，給自己時間置身事外，有助於平復情緒，以更有效且合理的方式重新開始。

19 George Jean Nathan（1882-1958），美國作家、編輯、戲劇評論家。

情緒激動時，我們常用生氣來掩飾自己真正的感受。用怒氣來隱藏更深層原始的情緒，比如哀傷和恐懼，但怒氣並無法真正解決問題。從惱人事態抽離出來保持距離，才能夠好好了解自己的真實感受為何，進而以理性邏輯的方式清楚表達自己的情緒。

此外，喊停隔離還有助於避免波及無辜的局外人。若是遇到狀況不容意氣用事當下得忍住，那麼之後可能會把情緒轉移到其他人事物上，比如今天失去一個大客戶過得很衰，在公司裡你可能一直壓抑著情緒，直到晚上回家斥罵孩子或跟另一半吵架了才釋放出來。很顯然那股怒氣並非源自家裡，但卻在家裡宣洩出來了。要是能適度花時間整理分析自己的感受，就可以讓無關之人少受些傷害或難過。

所以有必要時就喊停隔離吧，如此就能避開情緒性的行為，不至於對人際關係、壓力指數及整體幸福感造成長期不良影響。

改變之道　情緒激動時就喊停隔離

必要時喊停隔離不僅對自己有好處，更要緊的是，能造福周遭的人。付諸實行應該不算難，不過以下仍提供一些有用的準則供參考：

自我調整　經歷艱困、高壓處境的感受只有自己最知道。因此，傾聽內心想法相當重要，並且要細心觀察自己的反應，必要時才能採取適當行動。如果覺得自己快失去控制或是快被情緒壓垮，此時顯然就是喊停隔離派上用場的時候了。

適度花時間　先置身事外起碼十至十五分鐘，跟自己的想法獨處。如果對某件事已無能為力扭轉乾坤，那就花時間處理自己的情緒吧。總之要切記，放下怒氣，積極前進才是最重要的。

及時重新開始　遇到情況有待解決時，就要把喊停隔離的時間縮減到能及時回頭處理。這意味著你不會想流失太多時間，否則該問題可能永遠無法獲得解決，或者更糟的是，就此隱瞞過去。設定期限，讓自己得以在適度的時間範圍內關注其他的人事物。

進行溝通　倘若喊停隔離是跟某人有關聯或有衝突下的產物，就要跟對方表明自己需要時間和空間來整理情緒。藉此警示對方自己正在苦惱或在處理強烈情緒，同時也讓對方有機會反思自己的感受。如此當自己回歸討論或狀況時，才可能有更建設性的對話。

做些有助益的事　運用喊停隔離法來有效抒解情感。比如去戶外走一段長路，呼吸一下新鮮空氣澄清心思，啟發嶄新識見。用冥想來釋放負面思緒、壓力或痛苦。寫日記則有助於順暢思考，完整表達自己的想法與情緒。或是打電話給朋友詳談某些想法，獲取其他見解。

尊重與回報　若發現自己正陷入顯然會激怒其他人的討論或情況，就提議互相喊停隔離吧。要是對方發現自己需要喊停隔離，請不帶怨氣地尊重贊同他。否則就要告訴對方，你認為彼此最好暫時先迴避此事，以平復情緒綜觀全局。如此能展現出你尊重他、也知悉他的苦惱，同時讓對方得以趁機冷靜下來，順利的話，他會以更理性、高效率的狀態回歸討論交談。

第26週 活到老，學到老

專注力與效率 ☑ 記憶力與抗老化 ☑ 幸福感和成就感 ☑

終生好求新知，必有所獲。——維儂・霍華德[20]

即使已離開學校，終生學習對個人心智仍有莫大的好處。大腦擁有驚嘆事物的能力，但荒廢不用就會喪失。藉由學習新知、培養新技能來保持心智敏銳，才能時時挑戰自我。

跟人體多數器官不同，大腦隨時都能應變——這種現象稱之為「神經可塑性」或「大腦可塑性」。新研究顯示，人類擁有「神經生成」能力，而在大腦某些區塊（包括負責記憶形成和空間定位的海馬迴）會生成新的神經細胞，這個過程伴隨我們終生都在進行。這些持續不斷的生物程序意味著我們能夠具體改變大腦細胞結構，發展出新的神經路徑，直接改善認知功能、延緩老化並增強記憶。

20 Vernon Howard（1918-1992），美國靈性書籍作者，著有《深奧的思想力量》等書。

小常識報你知

出自英國倫敦的一項研究顯示，倫敦計程車司機的海馬迴比倫敦公車司機的大。這是因為計程車司機在思索最短路徑時，會建立並取得複雜的記憶，海馬迴持續受到刺激所致，相較之下，公車司機的行車路線就比較重複固定了。

接觸學習新事物也提供了源源不絕的新鮮感和興奮感。培養新技能、獲取新知和開發自我潛能，都能讓人有極大的成就感。光是想到自己對某件事花心思堅持到底，我們就能引以為傲、設定更遠大的目標、感覺有所成長，而這些都能增強自信心。

改變之道 每週都學點新東西

如果重返校園聽起來很無趣，那也無須多慮。本週改變所要體驗的學習，主要是關於你自己和你的個人興趣。對新事物躍躍欲試自然不在話下，但也沒必要去參加考試、掙個好成績或得到榮譽表揚！最重要的是對新題材能樂在其中、觸發新思維及擁有新體驗，如此一來才覺得會好玩有趣，持續挑戰下去。還有就是，也沒必要學習全新的技能；只要去學一、兩項有關自己喜愛領域的新知識就行了。

選擇自己想學的　不要強迫自己去學沒興趣的東西，這可能會讓學習念頭變成壞主意。若是想不出要從何下手，不妨想想自己希望能了解哪些事或知道哪些事情的做法，從這個絕佳出發點開始。比如說，一直都很喜歡雕塑卻對藝術知之甚少，那就去聽聽博物館的雕塑史講課，或是上當地藝術學校的雕塑課。又或者很羨慕朋友的好廚藝，那麼去上個烹飪課也不錯。

重點在有所成長而非專精　為了常保學習樂趣，可別讓求完美或求精通的念頭壞了學習興致。把重點放在個人實現和成長，而非達成特定目標或名列前茅，才能更加享受學習的過程和體驗。此外，學習新事物時覺得不自在或陌生反倒是件好事！這表示你正在以新方式運作大腦。就算覺得勉強或一開始不得要領，都不用感到挫折，要像對待初次學習新事物的孩子一樣，對自己有耐心。

廣泛而深入　廣度和深度各有其擅場。樂於接觸多樣化的題材，學習超出個人所長與現下喜好的事物，有助大腦形成更多的新突觸，也會讓人免於無聊。同時，若對某主題更深入探究，則可以擴展強化個人熱愛領域的知識庫。

學習要富挑戰性　要特別留意的是，不要選太容易的來學。舉例來說，你雖然是個厲害的天生寫手，卻不擅長視覺藝術，那最好去上個繪畫課或攝影班，挑戰新的大腦區域及手眼協調能力！要忍住，別老是選那些自己早就會了的事情來學。

大膽嘗試　就算覺得有點可怕，也別懼怕學習超出舒適圈的新事物。比起保守行事，你所付出的這些努力終將獲得更多回報。請牢記，學習新事物並不會永遠綁住你不放。如果不喜歡，大可不再去碰。就另一方面來說，冒了險，你才會發現自己有全然未知的另一面！

善用各種學習方式　有些人靠閱讀學得比較快；另一些人則靠視覺或圖像學習效果比較好。有些人做活動能有最佳學習效果；另一些人則是聽講課的效果比較好。無論如何，藉由數種方式來學習，能運作到較多的大腦區域，強化學習所得。要是發現自己看影像學習最快，不妨自我挑戰用別種方式來學習，比如閱讀或上課。

持續運用　俗話說「用進廢退」（譯注：用則增強，不用則荒廢），用在本週的改變上的確傳神。所謂的「突觸修剪」，指的是大腦保留某些迴路、有些則淘汰的過程，若是沒有持續運用所學，後者就會發生。為了確保新訊息不流失並留住新生的突觸，請經常練習、重複及運用自己所學。

建立即時清單　留意自己對各種狀況和談話的反應。要是發現自己對什麼起了好奇心或感興趣，就把它加進「他日學習」清單裡。持續參考這張清單來實踐對新知的學習。

養成好奇心態 隨時找機會學習大大小小的新事物，對人生和世界越好奇越好。不要僅憑表面就論斷消息，而是要更深入地探究。比如聽說吃基改作物對人體有害，那就多做點調查深入了解原因何在。

快樂學習的機會

＋參加課程：許多社區、當地大學和中學都提供成人教育推廣課程。查閱課程表後，選擇自己感興趣的課程報名吧。

＋聽演講：學校、醫院、博物館、劇院、書店，以及其他零售店和機構，都經常為當地社區舉辦演講活動。也可以跟當地商會和市政中心查詢可能造訪當地的演講者名單。

＋學習新語言：研究顯示，跟只懂單一語言的人相比，使用雙語者通常有更佳的大腦結構變化。說多種語言能夠提升創造力、問題解決能力、分析能力以及其他的大腦功能。

＋學習視覺藝術或手工藝：享受手作或創作實物的樂趣吧。親自用雙手製作或創造出勞動的具體成果，能獲得成就感和滿足感。

＋學習彈奏樂器：彈奏樂器能夠多方面地活化大腦，也有助於處理壓力。如果想要認真學習，可以考慮請音樂家教來教。

＋學習新的體能活動：學習新的體能活動或運動技巧時，會運用到大腦的不同區域，並強化其他有助於保持心智年輕的重要功能，比如手眼協調能力、專注力和精細動作技能。

＋從小處學習做起：每週學習新事物，不一定要弄得很複雜。就算只是上網研究一下自己感興趣的主題也可以。

第1週至26週檢核表

每週改變項目	完成與否
第 1 週　動筆寫下來	☐
第 2 週　讓樂音飛揚吧	☐
第 3 週　展露潔白笑容	☐
第 4 週　做個有目標的人	☐
第 5 週　列出清單	☐
第 6 週　做個專心一意者	☐
第 7 週　避免社會性比較	☐
第 8 週　靜思冥想	☐
第 9 週　拋開猶豫不決	☐
第10週　啜飲綠茶	☐
第11週　看到別人的好	☐
第12週　享受閱讀的樂趣	☐
第13週　小憩一下	☐
第14週　停止內在批判	☐
第15週　出去闖一闖	☐
第16週　動起來吧	☐
第17週　表達感謝之情	☐
第18週　重視自身所作所為	☐
第19週　尋求靜默	☐
第20週　勇於表達自我	☐
第21週　規劃時間箱	☐
第22週　食用好脂肪	☐
第23週　敞開心胸	☐
第24週　關於睡眠	☐
第25週　喊停隔離	☐
第26週　活到老，學到老	☐

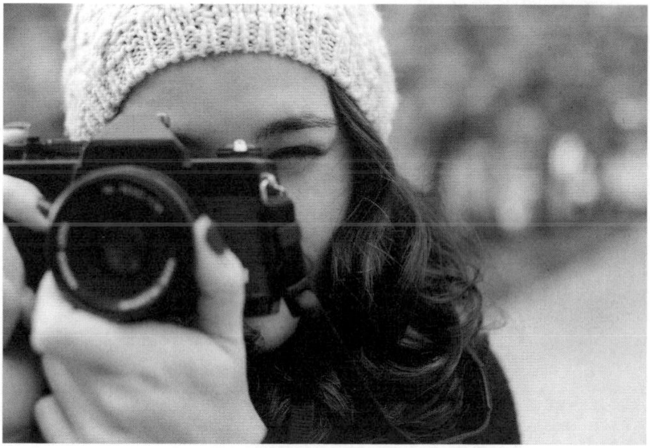

終生好求新知，
必有所獲。

——維儂・霍華德

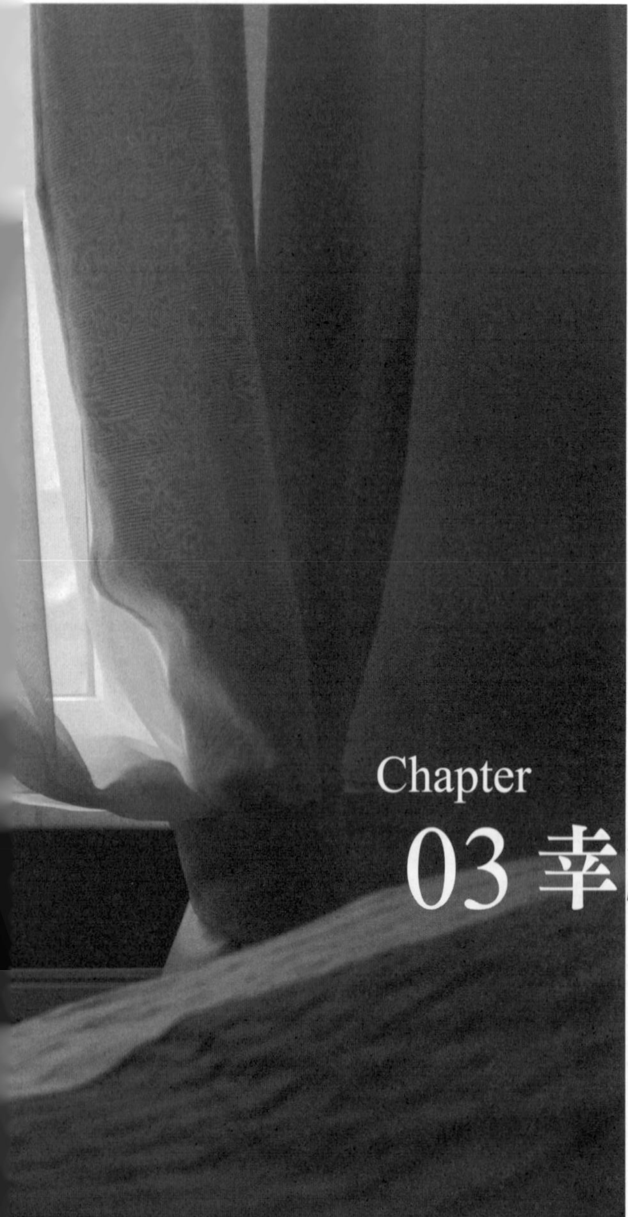

Chapter 03 幸福感

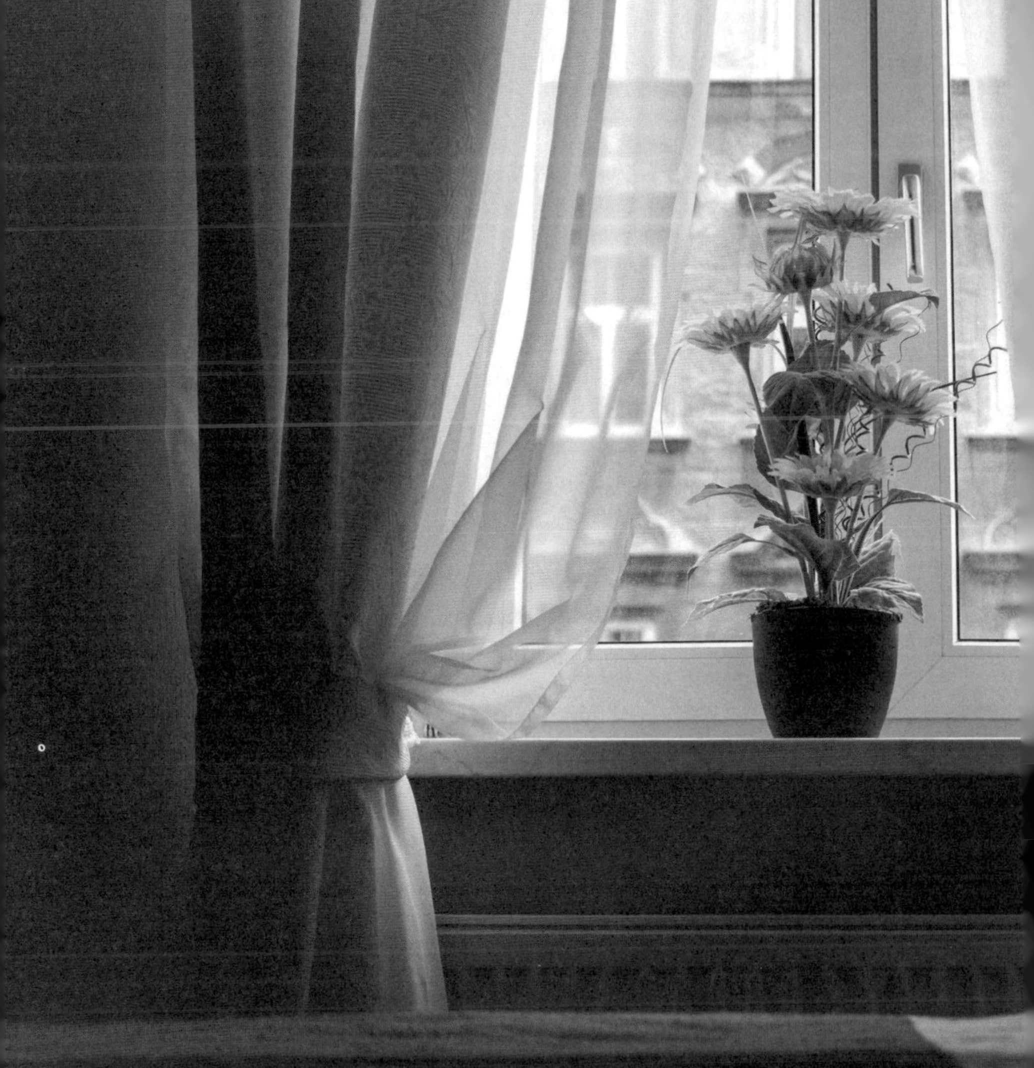

第27週 3C螢幕少盯為妙

壓力控管 ☑ 專注力與效率 ☑ 記憶力與抗老化 ☑ 幸福感和成就感 ☑

除非重建科技所毀壞的時間藩籬，否則全天候無休也無法創造最佳表現。——愛德華．哈洛威爾[21]

直到前不久，電視還是我們用來放空及脫離現實的主要科技產物。時至今日，有同樣效果的擬真裝置卻多到爆：電腦、智慧型手機、平板電腦，當然還是有電視。由於許多人都使用行動裝置和電腦工作，螢幕使用時間早已氾濫成災，而使用過度也造成了精神上的疲累。

看一些沒負擔的電視節目、YouTube上的一些影片，或是上網瀏覽個幾分鐘，可能會覺得輕鬆愉快，但很快就會陷入「過猶不及」的狀態。少量的媒體閱聽短期間或許能增強情緒，但慣性延長螢幕使用時間已證實，長期下來會造成不良影響。

21 Edward Hallowell，於哈佛醫學院任教超過二十年，現在是麻州瑟谷和紐約市兩家哈洛威爾認知和情緒健康中心的負責人。著作包括《分心也有好成績》《分心不是我的錯》等暢銷書。

螢幕使用時間過長，包含看電視和打電玩，會降低注意廣度、集中力和認知功能。在愛荷華州立大學同時針對小學生及大學程度學生所做的研究中，每天待在電視前以及（或）打電玩超過兩小時的受試者，發生注意力問題的可能性高出了一點五至兩倍。接觸螢幕的年齡越早，相關問題似乎會越早出現。

關於電腦及行動裝置的使用，瑞典哥德堡大學的莎拉・托梅（Sarah Thomée）研究發現，持續使用電腦及行動裝置會導致壓力大、睡眠紊亂和抑鬱。尤其是無所不在的行動裝置，人們幾乎時時刻刻都少不了它導致許多人時常耽溺其中，且因為缺乏應有的休息時間，這些刺激也造成了焦慮。甚至試著要放鬆時，還會不斷受到科技干擾，覺得有必要保持「聯繫」。

科技看似讓人們保持聯繫，實則減損了社交互動的品質，這代表著鮮少花時間從事有意義或有價值的活動。主動投入自身所好、自我挑戰或親身享受他人陪伴的時間越少，罹患憂鬱的風險就越高。馬里蘭大學所做的研究發現，不快樂的人較常看電視，而自稱「非常快樂」的人則花較多時間閱讀及參加社交活動。該研究的共同作者約翰・羅賓森（John P. Robinson）說：「長遠來說，電視似乎無法像參與社交或讀報那樣，讓人真正獲得滿足。」

改變之道

限制螢幕使用時間

在自用和工作用途當中，我們似乎能花上一整天的時間盯著某種螢幕。為了達成重要的平衡，請遵循以下方法限制非必要的螢幕使用時間：

減少接觸 一旦知道自己每天盯看螢幕的時間有多長，大部分的人都會嚇到。根據美國市調公司eMarketer所做的調查報告，美國人平均每天花將近十小時或每個月超過二百七十小時上網、使用行動裝置和看電視。當中更有四個半小時是花在看電視上。這些數據加起來幾乎等於每個月六個工作週，大可用在更具創造性、更愉快難忘的用途上，比如跟家人朋友共度時光、陪寵物玩耍、享受嗜好、做運動，當然還有閱讀或學習。

提高自覺 實行這個改變的第一步，就是要更加意識到自己每天花了多少時間盯螢幕。請使用本書後面的「媒體檢視備忘錄」，記錄自己每天在不同裝置上自用和工作用所花的時數。完成後，統計在各裝置所花的時數，並總計每天使用各種螢幕的總時數。

設定時限 說穿了，其實我們每週有好幾小時都在填滿時間。訂定目標規定自己一週要砍掉多少盯螢幕的時間。比如本來一天看電視四小時或一週二十八小時，目標設定可能是減掉一半的時數，變成一天最多看兩小時或一週十四小時。或者原本每天大概上臉書一小時，目標就定為縮減一半時間或限制每天只能花三十分鐘。把這些數字填進「媒體檢視備忘錄」的最後一欄——「目標」。

確實執行　每天記錄自己使用螢幕的時數，努力不懈以達成目標。萬一某天的時數超標，那麼隔天就要減少使用螢幕的時間。

離開螢幕可及處　比起被裝置打擾，不如自行發想能夠遠離它們的消遣。例如不帶智慧型手機去散個步；聽一場必須關掉電子裝置的演講；或是到一個完全無法收訊的地方。

陪伴時刻不使用　跟人作伴時，尤其要關掉所有的聯絡裝置。不僅對方會感謝你的全心對待，你也能從共處的時光獲益良多，成就更有意義且充實的交流。

自家的科技產品禁用區　指定家裡某些區域禁用有螢幕的裝置。臥室尤其重要，至少睡前一小時就要遠離科技產品，這對健康有益。如同第二十四週〈關於睡眠〉裡所言，臨睡前使用科技產品會讓人精神亢奮，無法靜下來入睡。

一次用一樣　根據美國互動廣告局（Interactive Advertising Bureau）所做的研究〈螢幕使用無上限〉，多數消費者看電視時會同時使用其他科技裝置。63％的受訪者說，上次看電視時邊使用連線裝置起碼好幾分鐘，其中有15％的人使用裝置超過一種。試著一次只用一種螢幕裝置。此外，如果手上擁有多種裝置——智慧型手機、平板電腦、筆電等等，請簡化數量，把某兩樣拿去折換成兼具兩者功能的一種產品。需要選擇的螢幕產品減少，就比較容易限制使用它們的時間。

拋開數位，享受生活 盡量選擇不靠科技，而是親自去做。例如不看電視或電影，改成看戲劇或聽音樂會的現場表演。取代打電玩，改成玩桌遊或體能遊戲，比如雷射槍戰或漆彈遊戲。直接去商店而非線上購物。當然還有別傳簡訊，拿起電話打給自己所愛的人，或者直接約見面更好。

把它變成公衆之事 和家人（或室友）把一週的某個晚上定為科技止步之夜。這不但會讓你從螢幕移開視線，還能在不受科技干擾下，跟別人共度一段美好時光。

把螢幕使用時間變動態 要充分運用螢幕使用時間，最佳辦法就是做些不太需要專心的動態活動。看電視的時候離開椅子或沙發，做做伸展運動或瑜伽。或是做有氧運動時，補看新聞或追自己愛看的節目。連打掃屋子或洗衣服都可以讓螢幕使用時間變得更有用處。

把頻道服務降級 取消有線頻道的訂閱，將簡訊及上網資費降級，限制自己的網路用量。熱門的電視節目大都能在串流網站收看。限制自己選擇性地從串流媒體觀看電視節目，有助於減少因無聊而去看電視的機會。削減上網資費會讓人留意自己用裝置發了多少簡訊以及上網使用量。

盡量減少社群媒體平台數量 造成螢幕使用時間過長這麼氾濫的元凶之一，就是形形色色的社群媒體平台了。除了常見的浪費時間外，它們在每種裝置上都隨手可得，導致人們更是緊盯螢幕不放，而且常常一心多用。如果習慣使用至少三種社群媒體平台，最好把數量減到一個或兩個。

隨著盯看螢幕的時間減少，這種癮頭和依賴的消滅就會越明顯。不妨將它視作難得的好機會，去做自己喜歡的事、跟家人朋友相處，或是投入新的嗜好。那才是生命的意義所在！

第28週 自我獎勵

壓力控管 ☑ 專注力與效率 ☑ 記憶力與抗老化 ☑

越常讚頌與享受生活，生活就會更加值得享受。
——歐普拉．溫弗瑞（Oprah Winfrey）

我們許多人都太聚焦於完成任務或達成目標，卻忘了退一步，真切地讚揚自己的成就。遺憾的是，這種態度剝奪了我們的滿足感，也會傷害未來完成任務或目標的動力。自我獎勵使人感覺良好，並且另有作用：在肯定已付出的辛勞之餘，還能夠激勵人未來繼續努力下去。

如同本書先前談過的，訂立目標對自身的快樂舉足輕重。不過也因此容易落入無休止地定目標，一件完成立即投入下一件。太過專注於將來，很容易忽略自己為今日成就所曾付出的心血，這也阻絕了伴隨成就感而來的快樂。

獎勵自己完成了特別艱難的任務，有助於促進將來成功：因為從昔日成功有所回饋的經驗來看，我們能夠預見承擔新挑戰的回報。經常自我獎勵，處理難題時就會更加想到完成時的良好感覺。由於可以想見達成長期目標的酬報，比如減肥減掉三十磅或戒菸，所以一路走來的辛勞都值得了。

無論是工作或個人方面的考驗，努力期間若沒人褒獎，那麼自我獎勵就更形重要了。自己的投入、付出和努力不受賞識，會損及我們的快樂和壓力處理能力，最終對效率和表現造成不良影響。而且，無論手邊任務是清理車庫或完成年終工作報告，辛勤努力乏人肯定，自尊也會逐漸耗損。總之，自我獎勵能讓人對自身成就感覺良好，進而提升自信心和快樂。

小常識報你知

自我獎勵能夠強化個人表現。自覺被愛、受到重視或欣賞時，人體會釋放出名為「催產素」的荷爾蒙。研究顯示，在這種荷爾蒙影響下工作的人，通常表現較佳且較為可靠。

改變之道　讚揚成就與獎勵完成

要是覺得自我獎勵很陌生，請參考以下建議：

從過往開始　讚揚自我成就的第一步，就是要肯定自己所為，沒錯，就是自己做到了什麼。回顧過往的成就，在「讚揚與獎勵備忘錄」裡，列出自己引以為傲的五大成就。簡單寫一下為了成功做了哪些事。下一題則是用三個字來描述自己對這些成就的感受。在完成任務或達成目標的過程中，只要覺得情緒低落或喪氣，就翻閱它們替自己打氣吧。

獎勵要適度　請留意獎勵要恰如其分，太過或不及都不好。如果有人一直恭維你，你可能會覺得那根本言不由衷或只是在說好聽話。反之，若是從沒受過褒獎或是獎賞微不足道，也同樣不會覺得受到獎勵。所以說，獎勵要適度。比如先前埋首苦幹某個案子，好幾個月都沒社交生活，那麼就安排跟一群朋友來個夜遊或週末出遊，慶祝自己重獲自由。但另一方面，工作如期完成可以稍微偷閒時，不妨休息一下讀個書、跟同事聊個天，或是去自助餐廳享用美味。

全程犒賞自己　遇到目標或案子規模龐大或曠日耗時，那麼工作期間就要時不時地犒賞自己。要是撐到最後才要這麼做，可能就錯失了提升士氣的大好機會，尤有甚者，可能任務還沒完成你就不幹了。把大目標拆解成標誌性的小任務，就能夠替每個小任務安排適度的獎賞。比如正在寫一本小說，那麼每完成一章就犒賞一下自己。

獎賞與人共享 倘若煞費苦心才完成某個目標，不妨邀別人一起慶祝來獎賞自己。完成的若是個人目標，就邀請所愛之人、朋友和家人。若是工作上的，就邀親近的同事一起同樂。和他人一起慶祝具有社交連結的意涵，比起獨自慶祝，獎勵效果來得更大。還能強化成就本身所含的意義和價值。

獎賞要合乎需求 給予自身努力的獎勵，得是自己真正看重的才有意義！如果選擇自己沒興趣的獎賞，它們只會變得乏味。除了無法激勵人完成任務或目標，就算完成了，也很可能對自己的成就不怎麼興奮。所以獎勵得是你自己真心想要、期待去體驗或擁有，並且掙到時覺得棒極了的事物才行。

小常識報你知

在二〇〇九年麥肯錫公司的統計調查中，受訪者覺得以激勵手段來說，非財務獎勵方式（表揚或稱讚、受到領導者注意和有機會領導）比財務獎勵（績效獎金、加薪或股票選擇權）的效果更好，其中又以來自直屬上司的表揚或稱讚，效果最佳。

內在獎賞 大多數人的努力動機源自受賞識和肯定。事實上研究顯示，在職場上，受賞識和肯定所獲致的效能和員工滿意度，遠遠超乎財務獎勵。職場的非財務獎勵方式包括上司的褒揚、領導者的注意，以及參與夢寐以求計畫的機會。而我們所能給予自己的非財務獎勵，可能就是花點時間對自我成就表達自豪和敬佩。你可以對自己大聲說出來、寫在日記裡，或是跟所愛之人、朋友分享自己的感受。將自己對好表現的滿足和興奮表達出來，會更有真實感，也有助於建立自信心。

稍事等候 完成某個艱鉅任務或大事之後，容許自己放鬆片刻，沉浸於成功的榮耀中，然後才展開下一個目標或任務。除了能讓自己充分領略有所成的喜悅，心神也能獲得必要的休息避免過勞，並趁機處理壓力，稍後再全力以赴地投入下一個計畫或目標。

建立獎勵日誌 記錄下個人成就以及自己喜愛的各別獎勵，這個好方法可常保個人成就的重要性。也能提醒我們記得從中獲益良多，並得到賦權增能感[22]。因此，若在努力朝目標邁進時覺得受挫灰心，請回顧昔日的成就（以及付出的努力）紀錄來激勵自己。

---

22 賦權增能（empowerment），係指領導者授予部屬做事的權力或權威，使部屬更有能力做好事情的一種權力運用過程。

第29週 欣然體驗新事物

幸福感和成就感 ☑

先說「好」，之後你就會懂了。——蒂娜・費[23]

我們常因種種理由不得不拒絕。由於懼怕未知或是不想放棄掌控，我們困在自己的舒適圈裡。儘管在生活中拒絕能力有其重要性——有助於明定界線、排定優先順序以及管理時間，但太常說「不」，也會減損我們變快樂的能力。本週改變要做的，只是在生活中多添一點「yes」，敞開身心去接觸新體驗。

的確，太常說「好」會導致各種問題發生，但說得不夠又會讓人墨守成規，甚至造成抑鬱。越能接納新體驗，就越能擊退枯燥無聊。一旦說「不」，就等於斷絕了美妙事物發生的可能性。但是說「好」，卻能開創令人悸動的嶄新機會，打造更精采有意義的人生。

溫斯頓—撒冷州立大學的里奇・沃克（Richard Walker）博

23 Tina Fey，美國劇作家、喜劇演員和製片人。

士，在其研究中審視為期三個月至四年的三萬個事件記憶及五百多件日記，發現比起體驗較少者，從事多樣體驗活動的人更容易保有正面情緒，淡化負面情緒。

說「好」能夠建立自信心。離開舒適圈帶回正向體驗，會促使我們將來更有信心投入新事物。而嘗鮮自然也有助於個人成長，維持開明的洞察力，並刺激鍛鍊大腦積極開創新路徑。甚至可能發現，新體驗成為開啟新嗜好、新活動或新職涯的契機。

最後則是，願意嘗試新體驗對社交有益：許多體驗活動都會攸關他人，能夠滿足社會連結的需求。此外，跟陌生人一起體驗活動，還能夠結交到新朋友、建立新的社會連結，好處良多。

改變之道　欣然體驗新事物

只要心態正確，接受新體驗這個改變就很簡單。不妨試試以下方法來達成此目標。

停下來想想　在反射性地拒絕新機會前，先停下來好好評估再給出最終答案吧。起碼給新機會一絲考慮的餘地，有助於個人對新體驗抱持較正面、開放的心態。

了解「說不」的內情　如果說「不」好像已成了自動反應，那就要去探究拒絕的背後起因。是因為懼怕所致？過去的經驗影響了判斷？還是該機會需要花點心力？那個主意讓你覺得不自在？認真思考是什麼阻礙了自己去參與，最終可能會發現沒有真正的理由。除非新體驗會對自己造成傷害（比如生理、心理、經濟或情緒方面），否則你所持的理由可能都只是藉口而已。一旦能夠辨別自己的拒絕理由正當與否，才能著手將「不」轉為「可以」，化「不行」「做不到」為「做得到」「試試看」。認為什麼事做不到的時候，不妨轉念這樣想：有可能辦得到。正面「進取」的態度能去除成見和阻人嘗新的負面思維。

體驗附帶目標 遇到很難說「好」的時候，就試著去釐清新體驗的最終可能性吧。它可能對自己的人生有何助益？比如正在轉換職涯跑道之際，答應赴一場宴會的邀約，可能有機會結識自己感興趣的業界人士。

借助他人來說「好」 如果對某個提議不確定，或是覺得要答應很不安，不妨邀個朋友去兜風。除了能獲得友人的支持和鼓勵，也能藉由經驗的分享更拉近彼此的距離。

答應別人 如果你對所愛之人擁有定奪權，請盡量考慮同意他們。比如做父母的遇到孩子受邀參加交換學生計畫，卻怕自己太想念孩子而不想讓他去，這種時候請考慮答應說「好」（前提是孩子的安全無虞）。讓他人有機會去體驗新事物才能夠有所成長，人生才會更豐富。

杜絶雜音　有些時候不是我們自己的反應導致我們說「不」，反而是受別人灌輸的想法所影響。如果你的人生有這種對一切戒慎恐懼、還常常來分享這些恐懼的人，那麼在你想要嘗新時，就有可能受到影響或混淆判斷。可以的話，盡量將他人否定的雜音或負面態度隔絕在外，關注在自身的看法和興趣上。

從小處著手　從自己習慣拒絕的小事開始說「好」。比如朋友邀約晚上出去喝一杯，通常不會出門的你就改成答應吧。或者從沒吃過衣索比亞食物，但你的另一半想要嘗試看看，也請說「好」。要是對小事能夠自在地答應，那麼大一點的事或許也行得通，比如擔任原本自覺還沒準備好的新職位。

一整天都說「好」　試著一整天都說「好」看看。無論要做什麼事情都說「好」（前提是自身安全無虞）。在一天近尾聲時，花點時間記下自己的感受。有沒有覺得生氣蓬勃？還是更快樂？會害怕嗎？覺得自己更堅強了？更有自信了嗎？有對什麼事情感到驚訝嗎？試著經常這麼做。就算是看起來可怕的事，越常說「好」，就會越得心應手。嘗到說「好」的甜頭越多，日後就會更容易答應了。

第30週 做個按摩吧

壓力控管 ☑　幸福感和成就感 ☑

你的身體是珍貴的。它是覺悟的載運工具。要小心對待。

——釋迦牟尼佛陀

本週的改變項目可能一點都不像做改變——因為它好玩、簡單而且好處超多。簡而言之，就是做個按摩吧。

做按摩聽起來好像既奢侈又很自我寵溺，但其實它對身心裨益良多。按摩已證實能夠減緩壓力、緊張、血壓、眼睛疲勞、頭痛和疼痛。而且還能改善睡眠、呼吸、放鬆以及全面的身心連結。不僅一般人從中受益，對高壓力族群的助益效果更為明顯。在某個研究中，孕婦接受每週兩次、二十分鐘長的按摩為期五週，在研究終了時，孕婦們都回報她們的焦慮減輕、情緒好轉、睡得比較好，背痛也減緩了。此外，多巴胺（快樂荷爾蒙）分泌量增加了25％。

在生理上，按摩能夠抒解壓力是有原因的。調查顯示，按摩療法可降低平均31％的腎上腺皮質醇（壓力荷爾蒙）數值；提升平均31%的多巴胺數值和平均28%的血清素數值，此二者都是攸關情緒的重要神經傳導物質。

按摩也跟改善睡眠品質息息相關，區區數分鐘的按摩就足以奏效。《全人護理期刊》（*Journal of Holistic Nursing*）所刊載的一份先導性研究發現，僅接受三分鐘背部輕撫按摩法的受試者和未接受者相比，睡眠時間多出了三十六分鐘。

若是苦於頭痛和偏頭痛，按摩也能派上用場。在二〇〇六年的一項研究中，偏頭痛患者參與了為期十三週的按摩計畫。相較於對照組，接受按摩的受試者偏頭痛發作次數減少了，且睡眠品質有所改善。

改變之道　經常享受按摩樂吧

有許多方法可以讓自己經常享受按摩。但也不用每星期都做才能享受它的好處。以下是充分運用本次改變的一些訣竅：

傾聽自己的身體　每個人緊繃的身體部位不同。有些人是肩頸，另一些人可能是下背部。雖然全身按摩很舒服，不過集中按摩最緊繃的部位才最有效。傾聽自己的身體，確認哪裡最緊張，和你的按摩治療師（或伴侶）分享這個訊息。

十分鐘方案　能按摩個一、兩小時當然很好，但就算時間不長按摩個十分鐘也能受益。讓伴侶或朋友幫忙做個足部按摩，在購物中心坐個按摩椅，或是在浴室裡安裝水療蓮蓬頭享受抒壓，為良好的睡眠品質預做準備。

多方嘗試　按摩的種類繁多，多試試不同種類，找出自己最喜歡、最能放鬆的按摩方式。雖然不盡完善，後頁所列的圖表仍提供了一些較常見的按摩風格供參考。

一切盡在力道中　中等力道的按摩可能效果最好。在二〇一二年的一項研究中，有五十三名成年人參與了五週的按摩療程。其中二十九名受試者接受了力道適中的瑞典式按摩，另外二十四名受試者則是輕柔按摩。相較於接受輕柔按摩者，瑞典式按摩的受試者有明顯的腎上腺皮質醇（壓力荷爾蒙）數值降低、催產素（信賴荷爾蒙）數值上升、白血球計數增加。知道這點後，下次去做按摩或幫人按摩時，就要留神注意力道務求適中。

互惠付出

接受按摩是很美妙的體驗，不過研究顯示，替人按摩也大有益處。在二〇一二年《輔助及另類醫學期刊》（*Journal of Complementary and Alternative Medicine*）所刊載的一份研究發現，替人按摩完之後，按摩治療師本身的焦慮指數下降了。在另一份研究中，退休的年長志工應要求為嬰兒按摩為期超過三週。研究終了時，受試者的焦慮和憂鬱症狀都減輕了，壓力荷爾蒙也降低了。

上按摩課　參加按摩課，學習如何有效按摩及抒緩緊繃部位。可以把上課所學運用在自己或正需要稍微抒壓的所愛之人身上。和朋友或伴侶相偕去上課也會更有趣。自家的當地成人教育機構和按摩學校，經常開辦這類課程。

按摩約會之夜　取代出去看電影或玩樂，和伴侶或朋友每週共度一個按摩之夜吧。找一本內含多種按摩技巧的書，試用在彼此身上。用柔和音樂、蠟燭和柔軟寢具營造格外愜意的寧靜氛圍。關掉所有科技裝置，才能不受干擾地享受全然放鬆。

低預算選項　按摩不見得要花大錢。有許多方法可以讓自己經常樂在其中，並享受按摩的好處。

會員制方案　最近幾年來，按摩診所如雨後春筍般的湧現，提供低消費、最基本款的按摩。會員費非常低，但比起養生美容中心，服務卻更加經濟實惠。若是擁有這類店家的會員資格，你會更想每週或每個月好好做個舒暢的按摩。

成爲實驗對象　許多按摩學校會提供本地人很優惠的折扣，只要你願意成為學生們學以致用的練習對象。這類的按摩都很棒，而且花費不到養生美容中心的一半。

按摩產品　由具備證照資格的專業按摩治療師按摩固然很有效，不過現今手持按摩器、按摩椅和足底按摩器也有很大的進步，非常便於在舒適的家中自行抒解緊繃和壓力。

到府按摩　倘若來回奔波或離開舒適的家減損了按摩的樂趣，那麼就把按摩治療師請到身邊，發揮最大效益吧。

按摩的種類

類別名稱	簡介
芳香療法按摩	使用精油，採瑞典式按摩和指壓推拿手法並用。吸入精油對心跳率、壓力指數、血壓、呼吸、記憶力、消化功能和免疫系統具有正面影響。
踩背按摩（傳統式）	治療師會運用腳、膝蓋、手肘、手掌和（或）手指進行按壓。療法包括拉伸、強化刺激或鎮靜穴位／經絡，以及運用結構整復技巧（譯注：也稱整骨、整脊）調整肌肉、內臟及骨骼。
頭薦骨療法（CST）	治療師運用輕柔手法從頭骨指壓到尾椎骨。釋放頭顱薦椎系統（保護大腦和脊髓以及相連結骨頭的薄膜和液體）的緊縮。
深層組織按摩	針對特定問題部位的肌肉和結締組織施做，以放鬆慢性肌肉緊繃和肌肉束。基本上偏瑞典式按摩手法，但手法和力道通常更緩慢、強力且更集中。
熱石按摩	治療師透過加熱的光滑石頭，以瑞典式按摩的推撫手法提供深層、舒緩的按摩。治療師也會將熱石放在背部脊椎兩側的穴位上、掌心上，甚至腳趾間。
徒手淋巴引流術（MLD）	透過輕柔富節奏的推撫手法集中並推動淋巴液，排除淋巴系統的毒素。可以減少某些身體部位的水腫，加速療癒過程，減少過敏、頭痛、鼻竇炎、體力虛弱和感染發生。

按摩的種類

肌筋膜放鬆療法	治療師運用互動式拉伸技巧和不同程度的按壓力道，來放鬆包圍所有肌肉、器官和骨頭的結締組織。雖然這種技巧可單獨施做，不過許多治療師都會把它納入常規療程裡。
反射療法	反射療法師會對足部、雙手或耳朵等部位及穴位進行按摩，他們認為這些穴位對應到身體的不同器官及系統，施加按摩有助於增進健康。
指壓／推拿	「指」的意思是手指，「壓」則是指按壓，指壓的主要目的是要讓身體回復平衡狀態，疏通人體經絡。治療師會在人體全身三百多個穴位上按壓，促使氣血恢復或運行正常。
運動按摩	屬於職業運動員或頻繁運動者體能訓練的其中一環，運動按摩常在運動賽事前、中、後進行。包含多種按摩類型，不過以反射療法及瑞典式按摩最常見。
瑞典式按摩	瑞典式按摩是最常見的按摩種類，運用震動、輕拍、揉捏、輕撫及長推等手法，對肌肉施以力道適中的刺激，有助於舒緩緊繃肌肉、增加血液含氧量，促進血液循環。
泰式按摩	泰式按摩，或稱泰式瑜伽按摩，比起傳統式的按摩更加舒展肌肉經脈。接受按摩的客人不用脫衣服。治療師會運用雙手、膝蓋、腿和腳的力量，對身體進行一連串類似瑜伽動作的拉伸。

第31週 做個有自信的人

幸福感和成就感 ☑

對自己的力量沒有合理、謙遜的自信，就無法成功或快樂。

——諾曼．文生．皮爾[24]

培養健全自信這個極重要的特質，來獲致更大的幸福吧。它代表了你對自己、生命中其他人以及周遭世界的自我價值觀。喜歡、尊重並接納自己現在的樣子，才能夠過上應有的幸福圓滿生活。

我們的生活體驗，包含成長過程及後續所有經歷——就學、交友、工作等，全都化為了我們對自己的感受及看法。倘若其中曾有負面經驗，就可能造成精神上的傷害。比如童年時曾遭受嘲笑、交往過病態或情緒虐待的恐怖情人，或只是感受到不想做自己的壓力，都可能打擊到我們的自信心。

24 Norman Vincent Peale（1898-1993），牧師及作家，知名著作為《積極思考的力量》，也是「正面思考」理論的先驅之一。

擁有自信的人能夠活力充沛地熱情過生活，也更容易達成自己的目標。做決定時更從容，對於未來也倍感期待興奮；能對自己的人生負起重責大任，相信自己有能力實現夢想。這也會轉化成別人對我們的信賴感，而這種信賴感對於達成我們的人生所願至關緊要。同時，若是遇到事態發展超出計畫或結果不如預期，自信心也會讓我們能夠克服障礙，覺得更有能力解決人生的挑戰。

越早越好

墨爾本大學的研究員訪問了一百多位任職於墨爾本、紐約及多倫多大公司的專業員工，他們請受訪者自我描述在小學、中學、大學及現在的自信程度。在就學期間較早獲得高度自信的受訪者，賺錢和晉升速度都比較快。

擁有自信能夠更自在地與人溝通，更受別人喜愛與親近，較不會仰賴外界的接納肯定，害怕被拒絕。有助於和他人保持適切而必要的界線，建立更愉快、良好的人際關係。

改變之道　建立真正的自信心

要是可以替自信心打強心針，那還挺不錯的。自信建立在自身基礎上：只要持續擴展，自信就能不斷成長。

先從自我著手　建立自信的第一步，就是自我接納。永遠有人不贊同或不喜歡我們，因此，尋求自身以外的外部接納可能導致傷害或失望，這種方式絕對無法讓人充分獲得自己想要的自信。真正接受自身原貌、缺點及種種一切才是當務之急。

保有正面心態　擁有積極正面心態的人，往往更快樂、更有自信，行為處事更自在。反觀負面態度卻會損耗自信。要抗拒諸如完美主義、自我批判和負向自我對話這類的自我打擊習慣，專注在正向行為上。

關注自身長處　請利用〈Part3：深度練習〉的「自信心備忘錄」，寫下自己的長處、成就和正面特質。無論內容如何，全都是你個人專屬獨有的。論及長處時，檢視一下自己天生擅長哪些事。提到成就時，引以為傲的都可以，可能是學歷、為人父母或是最近剛升遷。而關於正面特質，可以想想自己是哪種類型的人，還有自己之所以獨特，且成為好朋友、好員工或好伴侶的特點。要是想不出來，可以問問信賴之人的看法。

好好照顧自己　以自己為榮對自信心影響甚鉅。越重視、珍惜自己的健康、身體甚至外表，自我感覺會更良好。這些慣例看似表面，但其實做運動、飲食均衡、自豪個人的時尚風格，以及養成良好衛生習慣，對於自尊心的增強卻有極大的功勞。

善用自信的肢體語言　肢體語言深深影響了別人怎麼看待你，以及你看待自己的方式。眼神接觸和強勢姿勢（high-power poses，指的是較為開放、占據更多空間和散發自信的姿勢）會傳達出你對自己以及與他人交流都很怡然自得。至於要避免的姿勢則有手臂或雙手交握、肩膀下垂或低著頭。應該要抬頭挺胸，手臂垂放在身體兩側，肩膀往後挺。這樣與人互動會順利，還能夠強化自信心。

小常識報你知

調查顯示，肢體語言會影響個人的自信心。艾美．柯蒂（Amy Cuddy）在其ＴＥＤ演講〈姿勢決定你是誰！〉說到，就算是裝出來的，採用強勢姿勢的人也比弱勢姿勢者感覺更有自信。

聽從直覺　信任直覺並相信自己能夠採取合宜做法，這點十分重要。我們有能力打造自己嚮往的生活，要堅信自己能夠做到最好。

盡力而為　值得做的事都值得去做好。知道自己已經全力以赴了，心情上也會比較好過。對自己的行為負責，擔起重責大任。只要能夠全然地信賴自己，自信也就油然而生了。

自我節制　謙遜並非不好，擁有健全的自信也意味著自我有所節制，清楚自己並非無所不知，願意坦然學習新事物。持續尋求自我成長之道，容許自己有犯錯餘地並從中學習。總之需謹記，切勿自信過頭成了傲慢囂張。傲慢經常是為了掩蓋諸如自卑等更深層內在問題的表現。

第32週 培養創造力

壓力控管 ☑　專注力與效率 ☑　記憶力與抗老化 ☑　幸福感和成就感 ☑

創造力用之不竭，多加運用只會源源不絕。——瑪雅．安哲洛[25]

無論自認有無藝術細胞或創造力，在生活中培養創意都能獲益匪淺。在《美國公衛期刊》（*American Journal of Public Health*）二〇一〇年所刊載的評論中，研究員審視了百餘件有關藝術影響健康及治療的研究，發現兩者之間有明顯的關聯性。參與創意性療法——例如藝術、表演、書寫和音樂活動，已證實可減輕壓力、焦慮、痛苦、抑鬱及負面情緒。此外還可增進神馳（flow）與自發性、表達能力、正向認同與正面情緒。

樂享創意活動作為宣洩管道不僅有趣、效果好，還可以讓人暫時從日常職責脫身喘口氣。投入創意活動時，我們不再聚焦於壓力源，等到活動終了，就能神清氣爽地輕鬆離開。再者，非強制或非「必要」地有所體驗後，我們會覺得精力充沛，準備好去

25 Maya Angelou（1928-2014），美國作家與詩人，以系列自傳作品聞名。

處理生命中較不討喜的任務。

創意治療

二〇〇六年研究員在某研究中發現，參加正念藝術療程的罹癌女性壓力明顯減輕，且在睡眠品質等健康相關生活品質上有所改善。根據心理學家丹尼茲．斯隆（Denise Sloan）二〇一二年的研究發現，罹患PTSD（創傷後壓力症候群）的受試者參加書寫情緒療程，PTSD症狀有顯著的減輕。

創意也能促進良好的表達力。唱歌、畫風景畫或寫個短篇故事，都是探索某些最深層感受與情緒的絕佳方法，尤其是那些難以面對的。只要自己富有創造力，就能悠然自適地自由探索與表達自我，擁有更深刻的自覺能力。

藉由創造力來表達還能建立自信及自尊心：因為我們能夠全然作主地去創造，而非仰賴他人想法或期望；可以無後顧之憂地嘗試，不帶批判地樂在其中。以自己的方式全權自主地創作、開發、製造並激發出什麼，會帶來極大的滿足感和自主感。

從事創意活動必須全神貫注於單一活動一段時間，因此也能強化專注力。在投入創造時，常會進入一種「神馳」狀態，將自身能力發揮到極致，忽略了時間的流逝。這種極度投入的程度幾近於冥想。

研究顯示，參與創意活動的人較能保有堅韌富朝氣的心智。成就創造力需憑藉開放性與變通性，此二者對神經可塑性的重要性已獲證實，而神經可塑性正是大腦抗老化的關鍵因素。

總之，參與創造性活動讓人得以更加深思熟慮、直觀且更富洞察力，進而獲致更佳的眼光、新穎洞見和清晰思維；而這些都會大為影響最佳決定的生成。

改變之道　找時間享受創意活動

每個人都獨具創意，所以別拿自己創意不足做藉口來放棄本週的改變。培養創造力與才華無關；自我表達和探索才是重點所在。

排定時間　找時間去享受創意活動。顧名思義就是在個人行事曆騰出一段時間，才有可能休息一下去從事創造。無論是每天撥出十到十五分鐘，或在週間選一、二天騰出較長時間也好，目標是每週花個幾小時。不需要有始有終；只要花時間專注在寫作、歌唱、畫圖或其他任何創意活動上。等到越來越投入其中，就試著把時間增加到每天三十至六十分鐘。

專屬空間　創意活動理當有個能自由發揮的空間。規劃一個能心無旁鶩、不受干擾的地方作為自己的聖域。依個人選擇的創意活動，將此處打造成能啟發靈感的空間，並一應俱全地助自己一臂之力。若是要作畫，可能需要畫架、顏料及畫筆。想要做雕塑，就要備好基本的雕塑工具。若要演奏樂器，就需要有樂譜架和樂譜櫃。也不見得要侷限於室內空間，自家庭院一隅或當地公園的長椅也可能是絕佳的創意場所。

享受過程　享受創意活動的目的不在最終的成品或創造出傑作，而在於從過程及活動本身有所獲益。要記住，發揮創意無所謂對錯。對自己創造的事物想太多或妄自批判，只會讓進行過程變得窒礙難行、充滿壓力。放下評斷，不要求「正確」。別企圖分析自己的成品有多「棒」，且讓創造力不受思緒干擾地恣意流動吧。讓潛意識做主導，避免陷入僵化和制式化的陷阱。

自然而然地創作　創意活動隨時隨地都能進行。寫一首詩給所愛之人；搭火車時信手塗鴉；自行設計節慶賀卡；將度假見聞素描下來。喜歡畫圖或寫作的人可以隨身攜帶日記本或素描簿，靈感一來就能隨手記下。喜歡攝影的人就隨身攜帶相機，或是隨時善用智慧型手機的照相功能。在日常生活中尋找樂在創作的機會吧。

汲取靈感　啟發靈感的方法很多，但各人的靈感來源可能大相逕庭，請去探索發掘能激勵個人創造力的事物。可能是徜徉大自然能奏效，或是跟孩童玩耍增進了開放性和變通性。聽聽音樂、閱讀文學作品來啟迪自己的寫作、看外國電影以獲得不同的嶄新視野。或是在自己的創意空間牆面上，掛上能喚醒你內在藝術魂的藝術品。

和創意治療師合作　如果正在處理情緒、心理方面的問題或疾病，不妨和藝術治療師、音樂治療師或其他創意類別的治療師合作，他們能協助你釋放自身的創造力來解決某些困難。

分享創意成果　對自己的創意成果感到自豪，沒理由不跟人分享。雖說我們應該獨樂樂地參與創意活動，無須達成什麼目標或尋求他人的肯定，不過辦個小型藝術展或音樂會，與人共賞慶祝自己的成就也滿有趣的。

參加課程　獨力搞創作當然可行，不過就自己選定的藝術類型去上個課學些技巧，樂趣等級將會有所不同。參加課程能刺激人去接觸可提升執行力的新方法。此外，去上課還能結識擁有相同熱情和興趣的同道中人，提供社交機會作為絕佳報酬。

多元化　培養多元創造力能夠多方面地運作大腦。可供選擇的活動很多，不及備載，以下僅列出部分供選擇嘗試：

□書寫　□素描　□唱歌　□彈奏樂器　□跳舞　□編輯剪貼簿

□繪畫　□珠寶設計　□做雕塑　□編織　□攝影　□拼布

□影像製作　□演戲　□做陶藝　□家具製作

還有就是，無須受限於任何一種創意活動，多方探索各類活動來增進大腦的全方位運作吧。

克服創意瓶頸

寫作瓶頸或任何一種創意瓶頸可能會讓人覺得挫敗，不過，堅持不懈地投入創意活動才是重點。就算覺得結果差強人意也沒關係，持之以恆才是目標所在。以下列舉一些常見的瓶頸和相對應的處理方式。

＋僵化拘泥：墨守成規，不去探索新觀念或新方法，請盡量保持變通和開放性。

＋先入之見：太過理性或分析性地思考，會讓人對可能發生的事態有預設性的成見。像畢卡索和達利之類的藝術家都勇於挑戰成規，創造出背離理智的藝術。跳脫框架去思考，避免囿於真實性或理解力地去創造，且讓天馬行空甚至離譜不可能的想像來啟發自己。

＋完美主義：得拿出最終或完美成品的壓力，會導致焦慮和興致大減。重點應該放在好好玩樂、感覺朝氣蓬勃，以及享受活動的樂趣上。

＋跟隨主流：天生本就希望為他人所理解、接納和讚賞。遺憾的是，這也遏止了我們突破主流發想出獨特非凡的創新。真正的創造才華不在於譁眾取寵，而在於挑戰既定常態與規範，無懼他人眼光放膽創造吧。創造出唯有你能察覺並體現的獨特事物吧。

第33週 多吃健腦蔬果

壓力控管 ☑　專注力與效率 ☑　記憶力與抗老化 ☑　幸福感和成就感 ☑

吃食物，以蔬果為主，別吃太多。——麥可・波倫[26]

蔬果對於人類總體健康的必要性已充分獲得證實與認可：它們提供了重要的營養素、維生素和礦物質、抗氧化物以及豐富的纖維含量，而且某些蔬果種類還特別有益於強健大腦。

包括藍莓、草莓、覆盆子、黑莓及黑醋栗內在的莓果類，都是有益大腦的最佳超級食物或超級水果。其深紅和深紫色素代表了本身所含的抗氧化物濃度，這些抗氧化物有維生素C、多酚、類黃酮以及其他等等。這些植物營養素對於抗老化和對抗自由基至關緊要，後者所引發的氧化壓力又和阿茲海默症、失智症等老化型精神疾病相關。二〇一二年刊載於《神經學期刊》（*Annals of Neurology*）的一份研究發現，經常食用莓果的女性認知衰退的

26 Michael Pollan，美國首屈一指的飲食作家，長期關注飲食議題，代表作有《雜食者的兩難》《飲食規則》等書。

比例較低。此外，相關研究也證實藍莓能夠強化學習力和運動技能。

另一種富含天然色素的健腦水果則是番茄。番茄所含的豐富抗氧化物叫做茄紅素，除了同樣能抵抗自由基對細胞的破壞，還別具另一效用：就是阻止引發憂鬱的促炎性化合物生成，幫助情緒穩定。而番茄富含的葉酸也有助於促進良好情緒、記憶檢索和精神反應速度，此外還有鎂，對於穩定情緒也很重要。

小常識報你知

儘管可可豆和咖啡豆稱不上是蔬果，但它們也能強健腦力。這些植物性食物含豐富的抗氧化物，並含有能強化記憶力、反應速度和神經信號通路的咖啡因。那麼長期效用如何呢？二〇〇七年一份歐洲研究發現，為期十年一天平均喝三杯咖啡的人，比起不喝咖啡者，較少出現心智衰退現象。

出於各種原因，含菠菜和羽衣甘藍在內的深綠色蔬菜，對大腦的健康都影響甚鉅。此二者都富含葉黃素這種抗氧化物，且經證實能夠預防認知衰退。另外也富含維生素E，對於維持認知功能正常和常保腦組織健康十分重要。菠菜和羽衣甘藍也同番茄一樣，含豐富的維生素B_9（葉酸）。

甜菜和甜菜汁也屬深紫紅色調，以改善專注力和防止失憶廣為人知。兩者皆富含對抗自由基的抗氧化物——維生素B、葉酸和天然硝酸鹽。研究顯示天然硝酸鹽有助於促進大腦血液流動，這對大腦功能和腦細胞獲得充足供氧至關重要。

若是不想口氣熏人才避開大蒜和洋蔥的話，那麼為了心智健康著想，或許得重新考慮一下。含洋蔥、大蒜和韭蔥在內的蔥屬蔬菜，已證實能活化大腦血流。其中所富含的吡啶甲酸鉻（Chromium Picolinate）已證實對情緒有正面影響。

改變之道　在飲食中融入健腦蔬果

將健腦蔬果融入日常飲食既簡單又美味。可參考以下建議：

莓果類　新鮮莓果棒極了，但是在非盛產季時，冷凍或冷凍乾燥的莓果也是不錯的選擇。或者勤奮一點，當令時買來自己做冷凍！莓果洗淨去蒂後，平鋪在烤盤上送冷凍。結凍之後裝進不含雙酚A（BPA）的容器或冷凍袋儲存。盡量選擇有機產品，避免接觸有害農藥、除草劑或其他化學藥劑。活用方法如下：

早餐　以莓果來開始一天非常不錯。將半杯量的莓果加進無糖穀片或燕麥、希臘優格百匯或是可口的奶昔裡。或是享用法式吐司、格子鬆餅或薄煎餅時，在上面添加莓果取代鮮奶油和糖漿。

沙拉　在深綠色蔬菜上加入草莓、藍莓和黑莓。

點心　享用一整杯莓果加四分之一杯的核桃。

甜點　捨棄乳酪蛋糕，改吃淋上蜂蜜的健康莓果沙拉。

番茄　番茄很萬能，幾乎隨時隨地都能享用。把早餐裡的吐司、馬鈴薯或薯餅換成番茄切片。在沙拉、三明治、披薩和義大利麵等料理中享用番茄。若要立即簡便地吸收茄紅素，那麼喝番茄汁（選不含鈉或低鈉的）就對了。

羽衣甘藍和菠菜　深綠色葉菜也相當實用，其中「迷你」版的口感更滑嫩且更容易備料。可試著將菠菜或羽衣甘藍加入高蛋白奶昔裡，歐姆蛋添加菠菜也很美味。選擇迷你羽衣甘藍或迷你菠菜作為沙拉的基底，也很容易用這些蔬菜變化出有益健康的配菜：只需加入大蒜和酪梨油，開大火炒熟這些菜葉，然後加入半顆檸檬汁，攪拌均勻。熱愛洋芋片的人，不妨試試烤羽衣甘藍片來替代。

甜菜　甜菜可能不是你採購時的首選蔬菜，不過它們很容易融入日常飲食中。可參考以下建議：

生食　甜菜切成薄片，淋上檸檬汁享用。另一種便於享用的方法是，把甜菜磨碎後加進沙拉或涼拌高麗菜裡。

燒烤　烤甜菜時，烤箱先預熱到華氏三百七十五度（譯注：等於攝氏一百九十度）。沖洗甜菜並切除頂端部分。用錫箔紙包住甜菜，放進烤箱約莫烤一小時後，應該會柔軟到刀尖可輕易刺穿。烤好後取出，去除錫箔紙，放置一旁冷卻。放涼後用手指剝除外皮（建議戴上橡膠手套以防雙手染色）。如果外皮不好剝，請把甜菜放回烤箱再烤個五或十分鐘。外皮去除後，甜菜可以切成片或切碎，非常適合加到各式沙拉裡。

醃漬　選購罐裝的醃漬甜菜或自行醃漬。

榨汁　甜菜汁的營養素非常豐富。可以自己榨汁或在附近商店購買甜菜汁。由於純甜菜汁比較濃烈，不妨加入胡蘿蔔或芹菜之類的蔬菜一起打成汁。

大蒜和洋蔥　蔥屬蔬菜既美味又萬用。不論是配菜、主菜、披薩、義大利麵、湯品和沙拉，大蒜和洋蔥都能輕易入菜。單獨用炙烤、烘烤或燒烤來吃也很可口；或是加在義式香烤麵包片（bruschetta）、莎莎醬、沙拉醬及醬汁裡。此外，在料理麵包或馬鈴薯餐食時，可選用大蒜橄欖油來取代奶油。

簡易健腦沙拉

沙拉就只是生菜、胡蘿蔔和番茄的年代早已成過往雲煙了。如今的沙拉能夠活用多種風味、口感和顏色，呈現出更棒、更多樣化的改變。提供以下靈感供參考：

＋紅、白、藍三色沙拉　混合兩杯迷你羽衣甘藍、四分之一杯核桃、藍莓和草莓各四分之一杯，以及一盎司的菲達乳酪（feta cheese）。再淋上特級初榨橄欖油和巴薩米克醋（Balsamic Vinegar），就完成了一道簡單美味的健康菜色。

＋番茄、洋蔥和酪梨沙拉　切碎半品脫的櫻桃番茄、半顆酪梨和四分之一顆紅洋蔥，一起拌勻。加鹽和胡椒嘗味道，最後擠半顆檸檬汁淋上去。

＋健腦甜菜沙拉　準備迷你菠菜和芝麻菜各一杯、甜菜半杯、核桃四分之一杯和一盎司的羊奶乳酪，將所有材料拌勻。淋上酪梨油和雪利酒醋品嘗。

第34週 走向戶外

壓力控管 ☑ 專注力與效率 ☑ 記憶力與抗老化 ☑ 幸福感和成就感 ☑

待在明亮環境及曬太陽能夠驅除無精打采（因為憂鬱會致病）。——卡帕多西亞的阿萊泰烏斯[27]

在風和日麗的日子到戶外閒度時光，我們會自然流露笑容，覺得心曠神怡。另一個好理由則是：新鮮空氣和陽光對精神健康具有神奇療效。即便如此，美國人平均仍然只花百分之十的時間待在戶外。

待在戶外對精神健康影響深遠，原因之一在於增加了曬太陽的機會。接受光照能夠提振心情，除非你住在極北氣候圈，不然白天的戶外都比室內來得明亮。陽光在人的生理時鐘占有極重要的地位，而後者又深深影響著睡眠品質。當陽光照到雙眼，大腦會增生血清素這種讓人產生幸福感和清醒感的荷爾蒙，此效果在白晝時特別顯著；並減少褪黑激素這種助眠荷爾蒙的分泌。此外，皮膚吸收

27 Aretaeus of Cappadocia，西元二世紀前後的古希臘醫生，著有《醫書》一書。

陽光會合成維生素D。適量的維生素D對預防身心兩方面的疾病非常重要，並且有助於釋放重要的神經傳導物質（例如血清素），這些傳導物質會影響大腦的功能與發展。研究指出，憂鬱症狀、季節性情緒失調（SAD）和失眠可能源於維生素D攝取量不足。

待在戶外同時意味著呼吸到更多新鮮空氣。有些人可能會認為室內空氣品質較佳，但其實正好相反。室內的汙染物，比如黴菌、灰塵和寵物皮屑，以及來自清潔劑和建材潛藏的氡、苯、甲醛和有毒氣體，這些都會讓室內空氣變差。美國環保署的研究顯示，室內汙染物的數值通常比戶外高出二至五倍，有時甚至高達百倍。若是住在嚴寒地區，住家和辦公大樓都門窗緊閉以節約能源，室內空氣品質有可能更糟。

小常識報你知

二〇一三年某研究針對四十九名日班上班族——二十七名在無窗戶的工作場所，二十二名在有窗戶的職場——進行了白晝自然光對睡眠品質的影響評估。在有窗戶職場工作的上班族，上班時間內照射到高達173％的自然白光，每晚的睡眠時間平均多出了四十六分鐘。

待在戶外能體驗到更佳的空氣品質，呼吸到更多氧氣。沒有食物吃，人可以活上數週或幾個月；沒有水喝，可以撐個幾天；但缺氧的話，只能活區區幾分鐘。儘管大腦只占人體重量約百分之二，耗氧量卻占總呼吸量的百分之二十。供氧量過低時，我們會感覺疲憊、頭痛和沮喪、專注力降低，長期下來還會記憶流失。

改變之道

在戶外久留

本週的改變可謂一舉兩得。多待在戶外能呼吸到更多新鮮空氣，接收到更多自然光。

設定目標　前面已提過，美國人平均花百分之十的時間待在戶外，大約就是每天二點四小時或每週十七小時左右，檢視自己花多少時間待在戶外，訂立目標，逐步增加自認可行的時間量。當然，工作和睡覺之類的某些活動需要待在室內，儘管如此，每天仍然有超過二點四小時的時間可以去戶外。

與生理時鐘同步　以戶外的小小散步展開一天，新鮮空氣有助提神醒腦。朝陽升起時，光線會傳訊給大腦釋放血清素。夜晚降臨時也如法炮製：在黃昏時分去戶外愉快散步片刻，讓心情調適到晚間狀態。只需十到十五分鐘就能打造出優質的新鮮空氣時光。

露天烹調與用餐　戶外用餐在歐洲很常見，許多餐廳都設有露天用餐區。早晨時可在庭院、門廊或露台享用早餐。上班午休時，帶著午餐到戶外吃，同時享受新鮮空氣和晴朗陽光。在居家方面投資一套好的烤肉設備，就可以和家人在戶外開心烹調享用。

戀上日光浴（偶爾為宜）　據估計，全世界約有一百萬人維生素D不足。人體的維生素D有八至九成來自曬太陽。未做防護地日曬過度，恐增加皮膚癌的罹患風險及提早老化，但防曬用品往往會妨礙人體的維生素D合成能力。根據維生素D學會報告：「維生素D會在人體皮膚大量……急速產生；但僅需其生成時間的一半，皮膚就會轉粉紅開始灼傷。」言下之意就是，合成足量維生素D所需的時間，淺膚色的人比深膚色的人來得少。視各人皮膚類型而定，每週不防曬地短暫曬幾次太陽（比如淺膚色的人一次曬個十分鐘，深膚色的人可能就要曬久一點）。如果打算做長時間的日光浴，千萬記得要使用能阻絕UVA和UVB紫外線的廣效性防曬產品來保護皮膚。

優先考慮戶外活動　跟朋友或家人規劃活動時，請選擇戶外類型的活動。可做的事情多不勝數。不妨在自己家鄉或居住的城市走走，探訪一番。寒冬時節去溜冰、雪地健行（snowshoeing）或滑雪。若是住在海邊或湖畔附近，可以去划船、划皮艇或獨木舟。若需要更多靈感來源，可以到當地的公園遊憩部門和商會探詢看看還有哪些事情可做。

置身蓊鬱綠意　如果要去戶外，最好選擇綠意盎然的地方。平時若住在汙染較嚴重的城市，這點更是格外重要。樹木越多，空氣就越清新，含氧也多。呼吸新鮮空氣會讓人覺得更健康且活力十足。

在戶外運動　任何一種運動都有益身心，只不過戶外活動的好處更多。澳洲有研究發現，相較於在室內跑步機上運動的跑者，戶外跑者有較高水平的運動後腦內啡（跟「跑者的愉悅感」有關的化學合成物），較少焦慮和抑鬱。盡量去戶外健身，跑步、走路、溜滑輪、游泳或是騎自行車都好。若是喜歡有伴一起運動，可以去打打羽毛球、排球或網球。喜歡做肌力訓練的話，就去公園利用自身體重做抗阻力運動。喜歡上健身課程的人，不妨將庭院或露台作為健身空間，自創一個露天健身房。

次要選擇　待在戶外的好處無庸置疑。但若是住在嚴寒冷冽的北方地域，能夠去戶外的時間有限，不妨考慮以下做法。

保健食品　住在北緯三十四度線（這條線大約穿過美國加州的洛杉磯到南卡羅來納州的哥倫比亞）以北的人，很可能會因日照不足導致終年維生素D缺乏。因此需要補充維生素D_3，別名「膽鈣化醇」（非維生素D_2）來獲得人體所需的量。美國國家醫學院（The Institute of Medicine）建議七十歲的民眾每日應攝取六百國際單位（ＩＵ），七十一歲以上每日應攝取八百國際單位；而孕婦或哺乳女性每日宜攝取六百國際單位。一歲嬰兒則建議四百國際單位為適當攝取量。不過也有許多專家認為這些建議攝取量太低，呼籲成年人在冬季每天應攝取到二千國際單位。

天然清淨機　室內植栽可以淨化室內空氣、提供新鮮氧氣，並去除有害的揮發性有機物（VOCs），改善室內空氣品質。美國太空總署（NASA）所發表的研究指出，每一百平方英尺的生活空間最好放置一個室內植栽。

十大推薦室內植栽

美國太空總署在一九八〇年代晚期進行了一項研究，意圖了解哪些室內植栽最能有效淨化空氣。他們審視了十五種室內植栽及其去除室內三種常見汙染物：苯、甲醛和三氯乙烯的淨化能力。以下就是效果最佳的十種植栽。

＋杜鵑花：最適合涼爽環境（約攝氏18度），半日照。可濾除甲醛。

＋散尾葵（又稱黃椰子）：半日照。可濾除甲醛。

＋盆菊：宜放置全日照處。可濾除苯和甲醛。

＋常春藤：最適合半陰處、溼氣環境。可去除甲醛。具有毒性，宜遠離寵物及孩童放置。

＋非洲菊：宜放置全日照處。可去除苯和三氯乙烯。

＋黃金葛：家中隨處皆可放置。可濾除甲醛。

＋虎尾蘭：不太需要照顧。可濾除甲醛。

＋白鶴芋：宜放置遮蔭處。可去除苯和三氯乙烯。具有毒性，宜遠離寵物及孩童放置。

＋巴西鐵樹：適溫最低攝氏24度。可去除苯和三氯乙烯。

＋吊蘭：很好照顧，容易長出小分枝繁殖。可濾除甲醛。

第35週　廢話不多說

幸福感和成就感 ☑

心胸遠大者激盪想法，資質平庸者討論事情，心胸狹窄者道人是非。——愛蓮娜．羅斯福[28]

人類本能地就想和他人有所連結，也經由交談來達成。然而，交談方式可能對幸福感影響甚鉅。

亞利桑那大學心理學家馬西亞．梅爾（Mathias Mehl）博士研究發現，花較多時間做深度討論（比如感受、想法或意見）、較少閒聊（比如天氣）的受試者，似乎比較快樂。更確切來說，自覺快樂的人閒聊只占交談內容的百分之十，不快樂的人閒聊卻占了百分之二十八點三或三倍之多。

梅爾博士表示，人類會藉由與他人建立聯繫來開創生命的意義。進行有意義的深入交談，能賦予人生或人際關係更多意義。

28 Eleanor Roosevelt（1884-1962），小羅斯福總統的妻子。本身爲先進的女權運動者，並大力提倡保護人權。

研究進一步顯示，穩固、健全的人際連結對自身幸福感有直接助益。

改變之道 交談務求言之有物

一旦開始減少閒聊、多談些正經事，就能清楚看出自身幸福感和人際關係品質的變化。省略沒營養的閒扯淡，多聊些言之有物的內容吧。不妨試試以下做法：

選擇具體話題 談論政治之類的某些話題或許會覺得尷尬，但還是要避免談論只會流於閒扯的題材，比如天氣或最新流行的髮型。這類話題偶爾聊聊還算有趣，但若清一色只聊這些話題，對話就會停留在膚淺層面。不妨談談自己真正感興趣的深刻話題，比如熱中環境問題、世界和平或外交事務；或者喜歡討論藝術、音樂、哲學或宗教。甚至能藉由真摯省思的對話，幫助朋友或所愛之人解決他們所面臨的難題或困境。

把言之有物的人列為交談首選 我們應該都有些朋友、家人或同事喜歡談論較深入的話題，並且樂於分享他們對各類事物的想法、感受和觀點。每週騰出時間，經常和這些人有意義地交流對話吧。

限制閒聊時間 想說自己絕對不會閒聊打屁未免太不切實際。因為某些情況顯然適合這麼做：比如搭乘電梯、在走廊巧遇同事，或是跟陌生人初次見面的時候。儘管閒聊有時無可避免，不過規定合理時限——比如五分鐘，就能把閒聊降到最低限度，時限取決於你會跟別人談論多少表面話題。時限一到，就結束對話或轉移到較有深度的話題。

積極傾聽　對他人怎麼說，表達出由衷的興趣。深入的交談不僅需要雙方對話，還需要聆聽。避免在對方說完前打斷，或是不耐煩地等對方結束好趕快說自己想說的。留意對方說了些什麼、是怎麼說的，以及說這些話的原因。觀察對方的肢體語言和表情態度，它們會傳達出溢於言表的訊息。倘若他人無法順利表達自身的想法和感受，可藉由問問題、說個幾句話或想法引導他們回應。要是不確定對方想說什麼，就問問題表現出感興趣的樣子，同時再確認清楚。

拓展對話圈　加入主題吸引自己的團體。你會發現某些團體的對話饒富意義，例如讀書會、學習課程、社會團體或非營利組織，而他們所關注的目標或使命或許就是你所熱中的事務。

重點在於感興趣而非有趣與否　我們常會藉由表現有趣來讓人印象深刻。然而比起關注自己的表現，倒不如多加留意別人說了些什麼。提出深思熟慮的問題，探究出對方更深刻的回應。對他人所說的話越感興趣，對方就會詳述更有料的內容。

有來有往　深度對談需要雙方有一定程度的熟悉、安適、自在和互信。想要讓對方坦懷暢言，首先要從自身做起。就某個主題先分享自己的感受或想法，率先傾吐心聲，對方會覺得輕鬆自在受到信任，也會樂於交流分享。不過需謹記，切勿分享過頭或是喋喋不休淨談自己。與人交流要適度，好讓對方能夠自在分享他們的點滴。

心存感謝　如果覺得跟某人深度交談甚歡、獲益匪淺，請直接告訴對方。簡單一句「我真的很喜歡跟你說話」或是「跟你討論很愉快」，對方就會覺得跟你很投契，也為更多的交談鋪好後路。表達謝意同時也會讓對方知道，你很看重他們的坦率直言。

支持鼓勵　有些人一緊張或不自在，就會用幽默來化解自己的不安。但是這招可能會讓別人覺得你不把他們當一回事，或是不在乎他們說的話。換言之，日後就會少跟你交流或對你坦然暢言。所以說，當別人跟你分享正經事時，請避免訴諸玩笑。適時展現支持和同理心，認真看待他們所說的話吧。

第36週 發出求救訊號

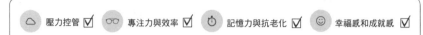

壓力控管 ☑　專注力與效率 ☑　記憶力與抗老化 ☑　幸福感和成就感 ☑

求助於人並不代表軟弱或無能。那往往意味著誠實與智慧有所進步。——安妮・威爾森・雪佛[29]

許多人對請求協助抱持著負面看法，卻對能夠「一手包辦全部」的人讚譽有加。然而那些能夠同時應付龐雜事務的成功者，往往懂得求助於人。

接下自己無法掌握或應付不來的難題，不僅危險且充滿壓力。但是如果能仰賴他人，受打擊感和孤立無援、沮喪、緊張感就能緩和下來。求助於人能讓個人關注自身長處，而非更加自曝其短。由於把時間精力用於已知如何做好的任務上，自己的工作效率與產能也會變好。倘若找對人幫忙，還能完成時間緊迫的工作，促進生產力。

29 Anne Wilson Schaef，著名作家、講師及教師。首創「生活進行式治療法」。著有《365女性沉思錄》《逃離親密》《無憂曆書》等暢銷書。

取得協助對於避免延宕也功不可沒。遇到不知該做什麼或怎麼辦的時候，我們往往會拖延工作或遲遲不做決定。但只要勇於求助，就能朝著完成目標向前邁進。而且，找到好幫手還能讓人長知識及節省時間，從那些確實知道自己在做什麼的人身上學習新知。

此外，求助於人還能增廣新見識，獲得解決難題或挑戰的新方法。徵求他人協助時，憑藉的是對方獨特的見解和經驗，他們自然會用不同方式去處理難題或挑戰。甚至可能以更厲害、更有效的手段來處理任務，或是提出意想不到的解決辦法。

向所愛之人、朋友和同事坦承自己需要協助，也具有強化人際關係的效用。別人得以進入我們的世界，並了解到自己受到足夠的信任和依賴才會被請託。人都想要被需要、受重視，而讓他人有機會幫助你，恰恰滿足了這一點。有所需要時能夠坦然依靠他人，對方也會如此對待我們。一旦人際關係中的雙方都能良好地相互倚賴，彼此的關係也會更加牢固。

改變之道　有需要時就求助於人

對於不習慣求助的人，可能會覺得這麼做很怪。以下這些建議有助於克服這種不自在，獲得自己需要且應得的協助。

誠實以對　我們都很想相信自己是超人，什麼事都做得到又做得好，但其實我們並非無所不能，也無法一手包辦所有事。有需要時求助於人的第一步，就是要誠實面對自己。最重要的是，要弄清楚自己有多少事要做，哪些做得來或做不來，以及無法獨力執行的時機點。

何時提出請求　倘若拿不定尋求協助的適當時機，可考量以下幾點來做決定：

時間緊迫　明明交件期限在即，但你心知自己身心俱疲根本無法及時完成，這時請人幫忙就很有機會趕上期限，也能避免為了獨力趕上不可能的期限而導致的身心過勞。

不知道該怎麼做　若是該任務需要學習新知或弄個明白，有曠日費時之虞，或是個人的核心能力完全派不上用場，那就去尋求有這方面長才的人士協助吧。比如家裡的馬桶壞了，但你對管線這些一竅不通，那最好雇個水管工或請擅長修繕的朋友幫忙修理，不要自己貿然動手。

不清楚交辦事項　要是被交辦了不了解或不知道該怎麼做的任務，就去求助或加以釐清弄個明白。或許經過簡要說明，你就足以步上正軌行動。

不知所措時　人都會有慌亂不知所措的時刻，這種時候就需要依靠某人或跟人談談好釐清頭緒。仰賴信任的至親好友，幫助自己度過這些情緒洶湧的時刻。

如何開口求助　要戰勝恐懼和提高肯定回覆的成功率，如何求助至關緊要。用錯方法求助可能會令人反感。利用施壓或內疚感或許會獲得協助，但卻不是出於對方心甘情願，對於這種交換關係你自己也會覺得不舒服。再者，幫助方可能不會盡全力協助，最終可能導致失望。或是找錯人幫忙，不僅得不到自己所需的助益，反而浪費了時間，增添更多壓力。因此有幾件事需謹記在心：

親自請託　近來我們都習慣用科技產品與人溝通，雖然方便卻有些冷漠。若是需要請人幫忙，最好親自去請託。如果求助的對象人在遠方，請拿起電話好好談一談。請託一事越個人化，就越有機會得到滿意的回覆。

直截了當　無論是需要有人傾聽或希望有人協助工作，都不要期待別人會讀心術。最重要的是，要簡明扼要、直截了當地說明自己的期望，讓幫手能夠充分了解你的需要。

開誠布公　說明自己為何要尋求協助，對方會更加理解你所面臨的狀況，也比較容易答應你的請求。

選對好幫手　徵求協助要小心行事。若要徵詢意見，你會希望找個平常工作內容沒跟自己相衝突、能客觀思考的人。想找人協助工作，就選你覺得可信賴、能夠勝任愉快的人。當然也要避免心生強烈虧欠感，選擇無附帶條件自願幫忙的人。如果感覺某人幫忙是出於能得到相對好處，那麼他可能不是合適的做事人選。

不要管東管西　若是選擇信賴之人來求助，就要放手讓對方做事，不要管東管西。瑣碎管理可能會遏阻日後獲得對方幫忙的可能性，並對人際關係有不良影響。

回報往還　正如同有需要時能坦然求助很重要，遇到立場互換時，我們也該這麼做。這並不是說我們應該做個好好先生，幫助全世界所有的人，而是指應該在自己力所能及的範圍內去幫助他人。一味只接受幫助卻從不付出，會淪為濫用或自私自利之人。然而去助人，卻能與他人建立更穩固的連結關係，並讓對方得知你對他們的感謝。

表達感謝之意　只要受到幫助，就真摯地表達謝意吧。心存感激地接受對方提供或允諾的協助，事成之後感謝對方。並且更進一步讓對方知道，他們的協助是如何改變了你自己，或是讓你的生活變得比較好過。

拋下恐懼

不求助於人，通常是出於某些恐懼。以下列出人們該求助時卻不這麼做的典型理由，以及如何克服這些恐懼的方法。

＋顯得軟弱　許多人害怕求助會讓自己顯得軟弱，但其實能夠求助反而是一種優勢。出於自知之明和自信而去坦然求助，了解自己能否搞定哪些部分，能夠提升自己的可信度。再者，有需要時求助於人，能夠避免事情沒完成或做錯的窘境。

＋擔心被拒絕　有些人是怕被拒絕才不求助。但一般來說，人們通常都會想要幫忙，想要感到被需要。就算真的遇到有人拒絕，請提醒自己那可能有諸多原因，而且不太可能是針對個人，應該與你個人無關。

＋顯得纏人　顯得纏人這種看法並非來自求助於人，而在於求助的方式和次數。經常性地求助卻從不感激他人的協助，或是一直需索無度卻從不反饋助人，這種人就會被貼上纏人的標籤。只要有尊重別人時間是否方便並表達感謝，顯得纏人這點就不成問題。

＋虧欠感　接受他人幫忙，有些人會覺得有所虧欠。選對人來請託，他們會樂於幫忙不求回報。但話說回來，自己也要常常無私地助人，因為風水輪流轉啊。

＋失去掌控　容許別人來幫忙，意味著放手。如果你是個控制狂，恐怕很難相信別人會把事情做好，這也會導致自己受困，難以改變，其實在極需協助且找到合適人選的情況下，對方比自己更能勝任的可能性相對較高。

第37週 出走旅行去

壓力控管 ☑ 記憶力與抗老化 ☑ 幸福感和成就感 ☑

旅行是偏見、固執和狹隘的最大殺手……一輩子只守在地球狹小一隅的人，無法擁有寬廣、健全與慈善的世界觀。

——馬克．吐溫

下次當你心想：「我需要去度個假。」那可能就是大腦在傳達某種訊息了。旅行，或只是遠離日常瑣事去消磨時光，都是讓人放鬆、充電和煥然一新的大好機會。無論是出走到溫暖的熱帶度假地或冒險造訪陌生城市，出遊都能裨益良多。

小常識報你知

二〇一二年某研究指出，93％的美國旅人說，假期過後覺得更快樂；超過四分之三（17％）的人認為，健康有所改善；大約80％的人認為，假期及期間所從事的活動大幅提升了他們的生產力、活力及專注力。

脫離日常生活旅遊去可以大大抒壓，大概也不是什麼新聞了。但不用休息那麼久，一樣能有相同的效益。根據Expedia（智遊網）公司二〇一二年所做的調查，88%的受訪者說，旅行個兩天或更短，就足以把工作等壓力源拋諸腦後放輕鬆了。離開一成不變的日常生活與環境，將問題遠遠拋在身後，也讓我們得以退一步來看，獲得新領悟。而這種新領悟會促發更清晰客觀的思考。當生活似乎壓力重重，或感覺受困、沮喪、無聊時，休息一下能提振精神，之後再帶著新動力和新啟發回歸生活。

出外旅行對於抗老化也有神奇效果。一九九五年柯萊特．法布利古（Colette Fabrigoule）博士的研究發現，經常參與旅行等休閒活動與降低失智風險有關聯。看到新地方、新文化、新食物和新環境時，大腦就得重組創造新的神經傳導路徑來容納這些新體驗。這種神經可塑性會強化認知功能並促進大腦抗老化，預防退化性疾病發生。

小常識報你知

平均來說，老闆會給有薪假的美國人，年假天數（十二天）比其他工業化國家來得少，南韓（十天）和台灣（十天）例外。而且通常只會請十二天中的十天假。然而多數歐洲人每年卻有二十五天或更多天數的假期，而且他們會全部用光。

旅行，尤其是到陌生的異國國度，會動用到所有感官來體驗新口味、新聲音、新景象、新氣味，甚至還有新觸覺。此外，由於常得在陌生街道找路、換貨幣、規劃行程、翻譯語言和迎接更多挑戰，也都會運用到許多大腦不同區域。接觸這些新體驗能讓人敞開胸懷接受新的可能性，啟發創造力並強化問題解決技巧。離開當前所處的世界出去冒險，經歷得越多，心胸也會變得越開闊、更懂得變通，且更具自信和寬容心。

享受親密關係也有助於增進幸福感。結伴旅行的共同經歷會拉近彼此的距離，建立更穩固的人際連結，而彼此共創的回憶更可以分享回味一輩子。哈里斯市調公司（Harris Interactive）在二〇一二年十二月的民意調查發現，62％的成年人最早的假期記憶始自五至十歲。另外還發現，這些回憶（49％）比學校活動（34％）或慶生（31％）的回憶更加鮮明。

改變之道　把旅行列為首選

旅行這種改變能夠融入生活且獲益良多。以下這些訣竅可讓旅行更富意義。

旅行最優先　首先，用自己難得的休假日請假，然後把旅行列為首選。自行請假一天可能很療癒，不過要小心避免成為「留守假期」。目標定在用一定比例的休假時間去旅行。當然，也要找機會善用帶薪假期去旅行。

善用週末　不見得要長時間旅行才能有所獲益，即便是週末到附近走走也彌足珍貴。規劃一個月一次，離開自家區域到外地去探索。

低預算也行得通　無須花大錢也能坐收旅行的好處。露營、背包旅行以及開車或開露營車跨國旅行，都能替個人或家人提供美好體驗與回憶，而且花費不貴。這跟花多少錢無關，旅行期間所經歷的體驗才最重要。

親身融入其中　品嘗當地食物、學習語言、和當地人交談並造訪當地人的最愛景點，沉浸於當地文化當中。經常這麼做，大腦會接收到更多新奇有趣的刺激，進而拓展個人世界增廣見聞。如此獲益匪淺的親身體驗，當然更勝已知或眼熟的「打安全牌」玩法。

遁入大自然　到能夠探索大自然的地方旅行，自然景物會啟發創造力。旅行期間所遭遇的各種困難——例如辛苦難走的步道、處理露營之旅遇到下雨等突發狀況，或是幾乎與外界斷絕聯繫——凡此種種的考驗都有助於建立自尊心和自信心、問題解決技巧和靈活變通性。

老派導航法　旅行時避免使用GPS（全球定位系統）。雖然比較方便，但這樣就不會去看地圖動腦找路或是跟當地人問路。靠自己探索找路會更加了解周遭環境，刺激大腦活化神經可塑性。

型態多樣化　你可能很愛去海邊，或是偏愛探訪歐洲古樸城鎮。不妨試著混搭它們，去遊歷類型各異的不同地方，嘗試各種度假類型。以新穎刺激的方式挑戰自己，讓每一趟旅行都獨一無二，次次都有不同以往的體驗。

隻身旅行　獨自旅行是深刻省思與自我成長的良機。被迫與自己獨處，會開啟我們去思考平常有伴時不太會觸及的諸多事物。此外，隻身旅行會把人推出舒適圈，親自去做平常讓別人代勞的事，並且以異於結伴旅行的方式增強自信，刺激大腦。

人越多越有意思　如同獨自旅行好處多多，結伴旅行也有絕妙好處，能讓彼此關係更加親近緊密。不只是跟近親，也找機會跟朋友、同事或同學一起旅行吧。邀請自己想要更加了解的同事共赴會議或拜訪潛在新客戶。多留幾天一起探索攬勝。與其登門拜訪朋友家，不如規劃個週末小旅行，一起探遊陌生城市吧。

無壓力旅行

有些人會覺得旅行造成的壓力更勝抒壓。如果你也是這類人，以下祕訣可有效防止壓力產生。

＋列出清單　出遊前兩個星期持續更新打包必備物品清單，有助於大幅降低忘記帶重要物品的壓力。

＋先做功課　規劃旅遊前總要先做功課。跟親朋好友及同事聊聊他們的經驗和推薦、上網瀏覽旅遊討論區，尋找有關自己打算前往的目的地相關資訊。

＋留意氣象預報　出發旅行前至少五天，隨時注意氣象預報，心裡會比較有譜。若是要搭飛機，卻發生颶風、暴風雪或其他突發天氣意外正逼近自家區域或旅行目的地，請上航空公司網站查看公告。仔細研讀有關出發日的寬鬆改票罰金政策，搶在航班取消之前善加利用，提前更改自己的班機訂位。務必記得通知旅館、租車公司這些異動，只要有提醒對方，大部分都不會因突發天氣意外加收罰金。

＋火車、飛機和汽車　盡量減少接駁的機會；轉乘越多，越容易錯過班次。可以的話，每天不要使用一種以上的交通工具來旅行。

＋旅遊保險　若是擔心可能得取消或更改旅程，可以購買旅遊險。萬一需要變動時，既能省錢又沒有壓力。

＋隨機應變　旅行時常保「順其自然」的心態，壓力也會減輕。不要被旅途中的各種狀況逼到抓狂，而要視其為團結旅伴們的好機會，或許能夠因此看得更多，獲得出乎意料的體驗。

第38週 聞香療癒

壓力控管 ☑ 專注力與效率 ☑ 記憶力與抗老化 ☑ 幸福感和成就感 ☑

世上沒有比氣味更容易記憶的事物。一陣突如其來的香氣，瞬息之間，稍縱即逝，但卻喚起了山區湖畔童年夏日的回憶。

——黛安．艾克曼[30]

氣味擁有喚醒鮮明記憶的力量。剛除過的青草味可能會讓人想起兒時在公園玩耍的記憶；某種女性香水可能勾起我們和祖母共度的時光回憶；蘋果派的香氣可能讓人回想起寒假時家庭聚會的情景。氣味的力量甚至強大到足以影響心情、壓力、情緒和記憶。

芳香療法是一門運用香味來影響改變心情、認知功能、壓力及整體健康的科學。精油提煉自植物材料——比如花朵、葉片、莖、樹皮和根部，並和油、酒精或乳液之類的載體混合，然後再

30 Diane Ackerman，美國作家、詩人和博物學家，著述甚豐，包括暢銷書《感官之旅》《愛的百種名字》《氣味、記憶與愛欲》等。

透過鼻子吸入、噴灑在空氣中或塗抹在皮膚上。

精油在中國、埃及、印度、羅馬及希臘文化中早已流傳數千年。不過直到一九二八年，法國化學家荷內．莫里斯．蓋特佛賽（René Maurice Gattefossé）才創立了芳香療法這門科學。第二次世界大戰期間，法國軍醫尚．瓦涅（Jean Valnet）延續蓋特佛賽的研究，並運用精油治療受傷的士兵。他持續寫下關於精油治療的許多文章，並於一九六四年出版了《芳香療法的藝術》（*The Art of Aromatherapy*）一書。除了這本著作，再加上同一時期瑪格莉特．莫瑞夫人（Marguerite Maury）所發表的研究報告，都開啟了芳香療法的現代風貌。而美國似乎是晚近才接納此種醫療的國家之一，直到一九八〇年代，芳香療法才終於在這裡流行起來。

小常識報你知

嗅覺神經位在大腦杏仁核和海馬迴旁邊，所以人才聞得到氣味。杏仁核負責情緒和情緒記憶，海馬迴則主要跟回憶有關。由於嗅覺神經鄰近大腦這些區域，因此許多罹患記憶喪失的人，也會喪失分辨氣味的能力。研究顯示，失去嗅覺可能是某些常見神經系統疾病，例如阿茲海默症及帕金森氏症的初期徵兆。

芳香療法對交感神經系統的影響效果卓著已得到證實，該系統負責控制戰或逃（fight-or-flight）反應和壓力程度。二〇〇二年日本的研究員發現，吸入廣藿香和玫瑰精油能夠降低40%的交感神經活躍性。玫瑰精油還能讓戰或逃荷爾蒙，即腎上腺素的水平下降30%。不過其他精油，像胡椒油、香艾菊油、茴香油和葡萄柚油卻有相反效果，會使交感神經系統的活躍程度增加一點五至二點五倍。

除了抒壓，某些精油甚至具備更廣泛的療效。舉例來說，研究已顯示薰衣草對神經系統的好處多不勝數，除了有助於減輕壓力和焦慮，還能改善情緒、減少攻擊性和降低皮質醇水平。此外研究還指出，薰衣草對於治療失眠和偏頭痛也很有效。

芳香療法有助於增強記憶、專注力和創造力。在二〇〇三年某研究中，置身於迷迭香氣味的受試者，在回溯性記憶與前瞻性記憶能力上有顯著提升。

只需小小芳療一下，就能大大裨益精神健康。對於壓力管理、強化專注力和改善睡眠品質，芳香療法是一種低侵入性、非藥物處置的選項。此外，芳香療法隨時隨地都能享受，不用麻煩到周遭他人。

改變之道　芳香療法融入生活

不用太費心力就能享有芳香療法的好處。為了確保能安全、有效地運用，請留意以下事項：

謹慎進行　開始進行任何芳香治療前，都要先問過自己的醫生。不過某些特定族群，比如嬰兒、孕婦則應該全面避免芳香療法，而老年人或體虛者人更是萬萬不可。本身有健康問題、嚴重過敏或是氣喘患者，應該尋求自己的醫生指導。至於正在服用處方藥的人請向醫生諮詢，確保芳香療法跟處方箋不相衝突。最後要注意的是，某些精油容易增加光敏性。使用柑橘類精油（例如檸檬、柳橙、橘子、葡萄柚、萊姆）後，請避免照射到陽光，尤其是皮膚白皙的人。

尋求專業協助　想要得到最大效益就要跟芳療師合作。芳療師可以調和出適合個人屬性及需求的專用精油，還能將個人病史納入考量。對過敏原過敏或是有過敏性皮膚的人，強烈推薦與芳療師合作。各州和各國的認證與執照都不盡相同建議去找專業芳療機構旗下成員的治療師。

芳療按摩　享受芳療按摩，按摩效果更佳。許多芳療師也有研習按摩，深知哪些香味最符合個人屬性及需求，並以此來進行治療（許多按摩治療師也很嫻熟運用香氛做治療）。

選擇純粹產品　若是選擇自行嘗試芳香療法，就得好好留意自己所用的產品。由於芳香療法很盛行，許多個人護理用品像是身體乳液、蠟燭、洗髮精，都會冠上「芳療」一詞，連化妝品都有。不過遺憾的是，許多這類產品都添加了人工香料，特性跟精油完全不同。人工香料是用化學合成仿造出香味，再用於個人護理用品中。購買芳療產品時，選擇含有純精油的產品才能發揮最大效用。可以的話，盡量選擇冷壓精油。

多方嘗試　不同的精油療效各異，而各人偏愛的香味也各有所好。重點是要了解各種精油的療效，再選用自己最享受且療效最合適的精油。精油種類繁多不及備載，以下圖表僅提供部分熱門精油及其功效。

芳療精油

主要針對	適用的精油
憤怒	茉莉花、柳橙、廣藿香、羅馬洋甘菊、玫瑰、依蘭
焦慮	雪松、乳香、天竺葵、薰衣草、橘子、廣藿香、羅馬洋甘菊、玫瑰、檀香
沮喪	乳香、天竺葵、葡萄柚、茉莉花、薰衣草、檸檬、橘子、柳橙、羅馬洋甘菊、玫瑰、檀香、依蘭

疲憊	羅勒、黑胡椒、絲柏、乳香、生薑、葡萄柚、茉莉花、檸檬、廣藿香、薄荷、迷迭香、檀香
快樂	乳香、天竺葵、葡萄柚、檸檬、柳橙、玫瑰、檀香、依蘭
記憶力和專注力	羅勒、黑胡椒、絲柏、檸檬、薄荷、迷迭香
減輕壓力	乳香、天竺葵、葡萄柚、茉莉花、薰衣草、橘子、廣藿香、羅馬洋甘菊、玫瑰、檀香、依蘭

如何享受芳療

高濃縮的精油絕對不能直接用於皮膚上。應該要加水稀釋或是跟基底油混合，基底油是萃取自植物種子或果實等含油脂部位的蔬菜油。以下提供幾種享受芳療的方法：

芳療蒸氣吸入法　蒸氣吸入是頗受歡迎的芳香療法方式。可以購買芳療蒸臉器或是用容器裝滿熱騰騰的蒸餾水。在熱水裡加入三或五滴精油，用一條大毛巾圍在後頭頸，兩端蓋過容器，吸入香氣數分鐘。注意臉部需距離熱水五到十公分左右，避免蒸氣灼傷皮膚。

泡澡　將幾滴精油倒入浴缸熱水中，充分拌勻後再進行盆浴。

溼敷　將數滴精油加入一盆溫水中，攪拌均勻。把毛巾浸入水中後擰乾，敷在額頭上。也可溼敷在疼痛部位，抒解肌肉痠痛之類的疼痛。

加到乳液或乳霜裡　將數滴精油加入無香味基底乳液或較濃稠的乳霜、植物油裡，可以調配出個人專屬的香療乳液或乳霜。常用於乳液或乳霜的植物油有可可豆油和乳木果油等。

盡量選用以冷壓法製成、加工最少的產品。

按摩油　將幾滴精油加到酪梨油、甜杏仁油、荷荷芭油或橄欖油等基底油裡，自創個人專屬的按摩油吧。再次叮嚀，要記得選用冷壓油。

第39週 面對恐懼

壓力控管 ☑ 專注力與效率 ☑ 幸福感和成就感 ☑

你不敢踏足的洞穴裡，才會藏著你所尋找的寶藏。

——喬瑟夫．坎伯

妨礙人們獲取快樂的事情很多，而恐懼似乎是最根深柢固、永難擺脫的一種。所有人都經歷過恐懼、焦慮或緊張。只是這些情緒體驗得越多，人似乎愈發踟躕不敢冒險、對目標卻步不前，難以主動追求自己想要的。

恐懼這種人類正常情緒，常以有益的和有害的這兩種形式呈現。有益的恐懼能讓人避開危險，不做有害或不當的行動，激勵人採取行動改善現況。想想吸菸的人怕死於肺癌，結果戒菸了這個例子。或是某位女性得知自己是糖尿病前期，因而改變飲食習慣想要變得更健康。

至於有害的恐懼則會削弱行動力，令人停滯不前、陷入癱瘓。它會破壞正向思考的能力、剝奪幸福感，妨礙人們去過自己期望的生活。也阻擋了人們在需要時去冒必要的險；取而代之的是，只想著如何「安全」行事，侷限了自己體驗各種事物的能力。

有害的恐懼可能源於過往的負面經驗或是對未知感到不安所致。感受雖然真實，卻往往缺乏實際根據；反而是出於個人想像，毫無事實或證據。此外，人常常預想會發生最壞而非最佳狀況，這也會令人陷入焦慮。

改變之道　戰勝自己的恐懼

要避免因恐懼而自我設限的最佳方法，就是承認自己的恐懼，直接面對。

記載下來　記載恐懼有助於將其釋放出來，讓它們變得比較不嚇人和誇大。同時檢視現在和過去的恐懼，並利用〈Part3：深度練習〉的恐懼備忘錄記載：

過去的恐懼　比起試著解決現有的恐懼，先從過去的恐懼著手比較簡單。個人的恐懼會隨著時間流逝而平息，因此能以較清晰、理性的角度審視，記下自己以前曾有過的恐懼和感受、是如何處理的，而結果又如何。

已克服的恐懼　重點要放在自己已成功克服的恐懼上，並據此作為日後從現有恐懼做參考。

現有的恐懼　回顧自己描述過的恐懼，評估自己至今仍受哪些所苦，已知的新生恐懼也一樣。

擁抱恐懼　倘若覺得恐懼又要捲土重來了，那麼就迎向它吧。放鬆身體和臉，做深呼吸。把握機會去接納嚇壞你的小事。一旦克服較輕微的恐懼，就能更自在、更勇於接受較大的恐懼。

改寫故事　如同先前提到的，恐懼往往是自己造成的錯覺，最壞結局也是如此。一旦開始負面思考並想像過分誇張或駭人的結局時，請阻止自己並停下來，重新改寫整個故事。想想可能的最佳成果，創造一個結局正面的全新故事。

將構想付諸實行　一旦有了較正面的構想，就要相信自己去付諸實行。別把精力浪費在懼怕上；而是要投注在著手實行。多想想放下恐懼，能夠主宰自己人生後，所能感受到的成就感、幸福感以及興奮激動。即使遇到障礙橫阻眼前，也能自己一肩扛起，全力以赴加以解決。

記住你並不孤單　世上無人沒害怕過，就連成就偉大或做過驚人之舉的人也一樣。想想那些你所景仰的典範人物或事蹟，他們是如何戰勝自己的恐懼，成就出一番偉大事業的。

建立支持網絡　遇到自己格外害怕的情況時，不妨藉助他人之力來克服恐懼。親人、朋友，甚至同事都能幫助你脫困，重新行動起來。

第1週至39週檢核表

每週改變項目		完成與否
第 1 週	動筆寫下來	☐
第 2 週	讓樂音飛揚吧	☐
第 3 週	展露潔白笑容	☐
第 4 週	做個有目標的人	☐
第 5 週	列出清單	☐
第 6 週	做個專心一意者	☐
第 7 週	避免社會性比較	☐
第 8 週	靜思冥想	☐
第 9 週	拋開猶豫不決	☐
第10週	啜飲綠茶	☐
第11週	看到別人的好	☐
第12週	享受閱讀的樂趣	☐
第13週	小憩一下	☐
第14週	停止內在批判	☐
第15週	出去闖一闖	☐
第16週	動起來吧	☐
第17週	表達感謝之情	☐
第18週	重視自身所作所為	☐
第19週	尋求靜默	☐
第20週	勇於表達自我	☐
第21週	規劃時間箱	☐
第22週	食用好脂肪	☐
第23週	敞開心胸	☐
第24週	關於睡眠	☐
第25週	喊停隔離	☐
第26週	活到老，學到老	☐
第27週	3C螢幕少盯為妙	☐
第28週	自我獎勵	☐
第29週	欣然體驗新事物	☐
第30週	做個按摩吧	☐
第31週	做個有自信的人	☐
第32週	培養創造力	☐
第33週	多吃健腦蔬果	☐
第34週	走向戶外	☐
第35週	廢話不多說	☐
第36週	發出求救訊號	☐
第37週	出走旅行去	☐
第38週	聞香療癒	☐
第39週	面對恐懼	☐

Chapter 04 放鬆

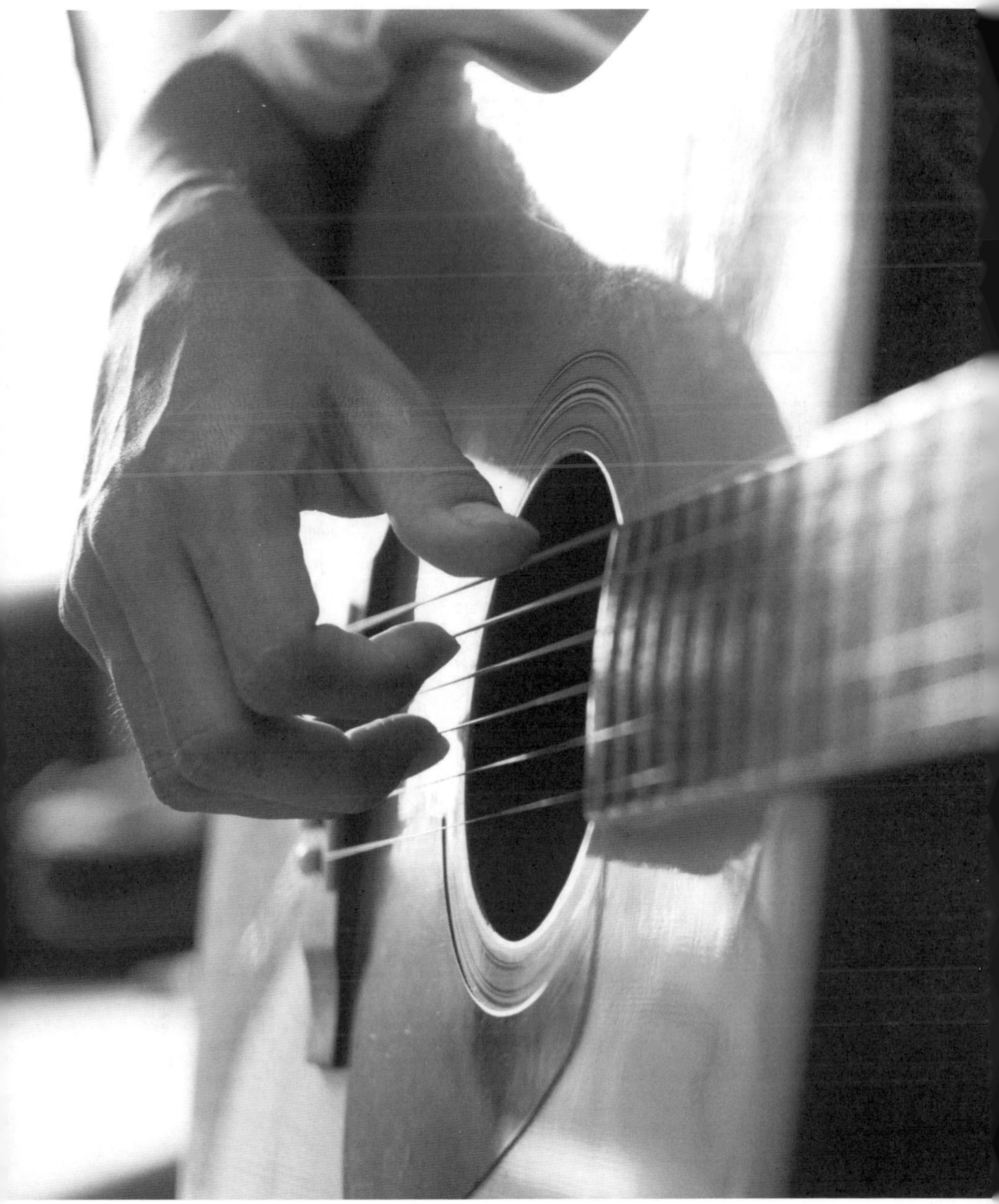

第40週 實行抗壓儀式

壓力控管 ☑　專注力與效率 ☑　幸福感和成就感 ☑

每天反覆做的事，決定你是什麼樣的人。——亞里斯多德

眾所周知，工作有時可能很累人。就算再怎麼熱愛自己的工作，一定還是有很難捱的日子，有時甚至還會延續好幾週或幾個月。儘管工作壓力再常見不過，但通勤上下班恐怕也不遑多讓。在上班前和下班後享受解壓儀式，有助於減少因工作及通勤壓力造成的影響，還可讓人擺脫每天接連不斷的壓力，讓精神暫時獲得解脫。

小常識報你知

特拉維夫大學的研究員發現，一般說來重複性的行為——類儀式行為並非人類獨具的現象，在動物世界亦可得見。研究得出總結，人類與動物的儀式化行為，已發展成一種藉以冷靜自身，處理因不可預測及不可控制而導致的壓力的方法。

上工儀式能夠替一整天定調，對後續之事準備就緒。先去樂在個人獨鍾的事物，再去處理期限的壓力重擔、電郵和電話的轟炸，以及冗長沉悶的會議，就能以清晰思緒、全新活力與熱忱去解決遇到的任何困難。這種正向心態對一整天的工作效率、幸福感和一般壓力水平具有奇妙影響。

另一方面，收工後儀式讓人得以停止並關閉工作相關的思緒。大腦收到傳訊告知收工了，該去抒壓，以及關注於玩樂、放鬆、家人或任何自己樂在其中的私人活動了。

改變之道

設計上工儀式及收工後儀式

儀式的美妙之處在於可以自行設計獨享，自由選擇想要收入的內容與體驗方式。以下幾點請多加留意：

務求簡單有益　無論選什麼來組成儀式，都不應太過複雜以致失去興致或動力去實行。這些儀式應予人期待感，而非害怕。所以，請簡化內容讓習慣或儀式變得更容易施行且更愉快吧。務必要以自己覺得輕鬆好玩、感覺良好的事物來組成儀式內容。

斷絕對外聯繫　聽音樂或許是不錯的儀式選項，但是要避免儀式裡用到網路連線、開電腦或開電視。許多人在工作時保持密切聯繫狀態，這樣只會助長壓力增生。因此在儀式進行期間，最好拔下插頭不連線。

創造多重感官體驗　人類經由五感來體驗生命，然而工作時往往過度使用了視覺和聽覺。在儀式中納入嗅覺、味覺和觸覺來平衡五感。以下提議供參考：

嗅覺　早晨時點上薄荷或桉樹味等能振奮精神的香氛蠟燭。晚上則點薰衣草之類能安定心神的蠟燭。

味覺　早上享用一杯咖啡、綠茶或是一頓讓人活力充沛的早餐來展開一天。工作結束後，來上一杯洋甘菊茶或紅酒來放輕鬆。

觸覺　早上沖個冷水澡，或在熱水沖澡時沖幾回冷水，都格外能恢復體力。下班後則洗個熱水澡，換上舒服愜意的衣服。

在宅工作　在家工作很容易模糊公私生活的界線，更需要營造可以跳脫居家領域的儀式，同理亦可套用在收工後。這樣能傳訊給大腦知道，今天已經收工了，可以拋開工作思緒重返居家領域了。

可納入的活動　個人儀式可以收入自己想做的任何事，其中某些活動的效果又特別好（有些就屬本書的五十二種改變之一）。

寫日誌　在早晨寫下前一晚想到或希望今天完成的事。下班後再寫下當天的感受和經歷。

做做伸展　無論樂在瑜伽或其他運動，伸展都能增加身體靈活度、改善血液循環。早上做伸展最有益於血流暢通，下班後做，則可以釋放壓力、促進深層放鬆。

冥想　在早晨或晚間，做五或十分鐘的冥想或深呼吸來澄清思緒。

聽音樂　上工前聽聽能振奮精神、啟發靈思和激勵心情的音樂。收工後則聆聽能讓人靜下心、舒緩且放鬆的音樂。

運動　早晨運動能喚醒身心、使人活力充沛、增進血液循環及頭腦清晰。下班後做運動，則有助於釋放白天累積的壓力。就算只是上下班通勤中某一段用走的，也會很有幫助！

好好整理　在早晨或下班後做整理，是減輕壓力的絕佳方式。收拾物品、洗碗盤、整理床鋪等等，都能在看似紊亂無章的生活中創造秩序感。

第41週 主動碰觸他人

壓力控管 ☑ 幸福感和成就感 ☑

觸碰就是賦予生命。——米開朗基羅（Michelangelo）

遠從出娘胎前，我們就很仰賴觸覺。這是人類胎兒賴以了解自身所處子宮世界的方式。嬰幼兒需要被撫觸才能存活長大。這種需求伴隨我們終生不滅，並提供了諸如改善溝通、強化人際關係、減輕壓力和增進幸福感等無數的好處。而且不太意外地，觸覺也是人們年紀漸長時，維繫得最久且最為依賴的感官能力。

小常識報你知

蒂芬妮．菲爾德（Tiffany Field）的研究評論發現，接受為期五至十天、每日三次各撫觸十五分鐘的早產新生兒，比起未接受者，體重增加了27％到47％。

撫觸是減輕壓力的強力幫手。和他人肢體接觸時，血壓和壓力荷爾蒙皮質醇都會降低。在維吉尼亞大學的研究中，研究員要求受試者躺在功能性磁振造影（ｆＭＲＩ）的腦掃描儀器中，並且告知可能會受到輕微驚嚇。在掃描期間有柔情伴侶全程握著手的受試者，腦部活動幾乎無變化，而全程孤身一人體驗的受試者，在有關威脅、壓力的神經區域則顯現了高度活躍性。

無論是被拍背、觸碰手臂或抱個滿懷，人的中樞神經系統都會體驗到一種受獎勵感，能夠促進幸福感、喜悅和愛意。出自北卡羅來納大學的研究發現，經常擁抱配偶或伴侶的女性，即使只有短短二十秒，也顯現出可促進愛情和連結感的催產素水平升高。

甚至無須言語，撫觸就能強化人際關係，打破人際藩籬，不愧是有助溝通的強力工具。有時單單一個用手輕觸的動作，就能傳達出憐憫、愛意和安慰之情，展現出正增強、鼓勵和感謝之意。此外，運用撫觸還有助於表現出可靠和安心感。

改變之道　多和他人肢體接觸

撫觸他人以及更欣然接受他人撫觸，兩者都有莫大的好處。不妨參考以下建議：

自我檢視　在許多有關改變的章節裡我都提過，鼓勵大家檢視自己現在的立場。是否能自在地與人肢體接觸？還是與他人保持「安全距離」？自身所處的文化也大大影響了個人對此主題所抱持的態度。美國人、亞洲人或英國人可能會把肢體接觸化為低聲細語。但如果來自地中海文化區或南美洲國家，肢體接觸可能就非常頻繁了。想想自己能夠接受和運用撫觸到何種程度。

世界各地的碰觸習慣

研究顯示，碰觸他人的頻率次數可能有地域之別。在一九六〇年代的研究中，心理學家悉尼・朱拉德（Sidney Jourard）針對不同國家人們的同時數交談進行了觀察。他發現在英國，兩名朋友聊天時完全不碰觸對方；在美國，朋友交談一個多小時會碰觸個兩次。然而在法國，每小時會碰觸一百一十次，在波多黎各則高達每小時一百八十次。

從小處著手　視自己現階段的情況而定，再來決定要增加多少程度的肢體接觸。如果在人際關係中鮮少用到碰觸，請試著在交談中碰觸對方的手臂或手。只要用得夠頻繁，這個簡單動作就能起極大作用。若是想要對肢體接觸更泰然處之，那麼請在交談全程都做肢體接觸。但務必要隨時留意對方的反應及肢體語言，畢竟我們並不想讓人覺得太有侵略性。

省卻揮手招呼　跟人打招呼或道別時，請省略揮手或握手，改成給對方一個擁抱。當然在商業場合或是對共事的同僚不能失禮，不過若是環境場合允許，就儘管去分享溫暖的擁抱吧。

手牽手　無論是否有交往中的戀人，還是有好相處的至親好友，跟他們並肩同行時，不妨牽牽手、挽手臂或攬肩。

撫摸寵物　所有物種都能因撫觸而受益，而自己主動去接觸亦然。有養寵物的人應該都知道，工作了一整天後，懷抱或撫摸著自己的貓貓狗狗有多麼療癒和放鬆。而這背後其實是有科學依據的：撫摸寵物可以降低血壓、改善免疫功能及舒緩疼痛。

孩童和老人　在講故事或靜靜共度一天的時候，好好享受跟天生討人喜歡的孩童相依偎的感覺。隨著年紀漸長，我們跟人的肢體接觸也越來越少，所以若祖父母健在或是家有老邁雙親，請多費點心思跟他們做關愛的肢體接觸。別忘了，這麼做彼此都能獲益良多！

製造機會　看電視或看書的時候，可以摟著伴侶或朋友。外出共進晚餐時，可在用餐時用腳碰觸對方，或是在餐桌上握著對方的手更好。肢體接觸的花樣多不勝數，請盡情發揮創意吧！只要認真尋找，絕對能發現實踐的好時機。

第42週 親手實做

壓力控管 ☑ 幸福感和成就感 ☑

用手工作的人，是工人。
手腦並用的人，是工匠。
手腦並用且用心去做的人，是藝術家。——亞西西的方濟[31]

距今不久前，大部分人還在用自己雙手做事。不過進入數位時代後，用雙手打造出具體成果就變得罕見了，就連設計師、藝術家和工程師都仰賴電腦來做設計了。科技或許替人們節省了時間，但也剝奪了親手創造所帶來的精神好處。

研究顯示，親手製作或修復物品能提升幸福感，增進心理健康。位於維吉尼亞州的蘭道夫—麥肯學院（Randolph-Macon College），其心理學系主任兼教授凱利・蘭伯特（Kelly Lambert）博士在此領域的研究中說到，若是在她所謂的「投入

31 Francis of Assisi（1182-1226），是動物、商人、生態保育者的守護聖人，也是方濟會的創辦者。

比導向的報償迴路」（effort-driven reward circuit）進展良好，會有助於應對周遭環境中的挑戰，或是能更有效益與效率地處理情緒問題。從事手做活動，製作出看得到、摸得到的有形成品，比如編織圍巾、從頭開始做飯或打理花園，都能夠驅動報償迴路以最佳狀態運作。

蘭伯特博士認為，文獻所記載的美國憂鬱人口增加，可能與目的性身體活動減少有直接關聯。用手做事能促進神經傳導物質多巴胺和血清素分泌增加，產生正面情緒。越少用手來完工，這些神經傳導物質可能就釋放得越少。蘭伯特博士還說到，用手做事會讓人覺得更能掌握周遭事物，跟周遭世界更有連結感。凡此種種都有助於減少壓力和焦慮，發展出對抗初期憂鬱的調適力。

運用雙手時，付出的努力有實物可證。而從中所獲得的成就感又建立了自尊。此外，運用雙手能激發出下意識的神馳狀態，造就出油然而生的喜悅和創意思維。

手工勞動常常需要慢下來做，且往往側重在靠自己去發揮與經歷的過程。一旦能夠領會努力的過程而不僅僅是成果的話，就能獲致更高層次的平和與滿足。

改變之道 親手實做

倘若目前的工作沒機會讓你親身實做，那就在私生活裡找尋機會吧。可著手開始的方法很多：

餵飽自己 外食、外帶和重新加熱隔夜菜，已經成為現代文明的常態。一週最少空出一、兩個晚上，煮一頓真正的飯菜。忘掉罐裝番茄醬、湯品罐頭跟便當盒晚餐吧，花時間從頭開始做菜和（或）做烘焙。享受做菜的完整過程：從翻找食譜選擇要試做的菜色到上市場買菜，當然也少不了最後品嘗成品。

翻修住所 居家修繕工程的獎勵值可能很高，而且還能夠住在自己努力工作的成果裡。沒必要去蓋整間房子；只要試著親自去做一、兩項居家修繕就行了。除非該工作技術性要求很高，否則就要避免心生動搖雇用承包商。值得考慮的大工程有：重新粉刷浴室牆壁；替臥室安裝冠頂飾條打造奢華氣息；撤掉地毯，換成木地板或磁磚地板；在客廳建構內嵌區，創造更多儲藏空間。

培育生機花園 有許多人覺得蒔花拈草非常療癒又賞心悅目。這或許其來有自：研究顯示在土壤中所發現的「牝牛分枝桿菌」（Mycobacterium vaccae），能刺激大腦神經元分泌血清素這種鼓舞心情的神經傳導物質。思考要種些什麼時，不妨考慮混種蔬菜、水果、香草類或辛香料植物。

自己動手不要買 買禮物或買個人所需或許可以節省時間，但是把這件事變得省錢又能樂在其中豈不更好，而且送自己親手做的禮物又別具意義。以下分享一些點子：自己製作節慶賀卡、為所愛之人親手烤個蛋糕、編織嬰兒襪或嬰兒帽作為新生兒賀禮；在朋友婚禮上替新人拍照，然後裱框當作贈禮。

動手去玩 無論你有沒有小孩，都沒理由不能用自己的雙手去玩。比如蓋個沙堡（記得拍照供日後回味）而不是做日光浴。買一些積木或樂高蓋點東西，而不是傻傻地看電視。或是在下雨天用手指作畫，然後把你的創作送給朋友。

第43週 成為良師益友吧

記憶力與抗老化 ☑ 幸福感和成就感 ☑

如果你有知識，就讓其他人用來點亮他們的燭火。

——瑪格麗特．富勒[32]

如果覺得自己並不適用「導師」一詞，請再三思一下。現在的自己，其實是由各式各樣體驗造就而成的。所有的犯錯、失敗、成就及獲得的知識，都形塑了自己成為更棒、更睿智的人。而分享這樣的智慧，既能助人也能利己。

研究顯示，作為導師去助人能增加幸福感，部分原因或許出在關注別人的難題和遭遇，可以因應焦慮或憂鬱的自我聚焦本質。幫助有需要的其他人時，我們會從自身難題脫身而出，變得更開放且深思熟慮，還可能對自身境況萌生新洞見。

身為導師自然具有影響力；對他人而言更是靈感、激勵和自

32 Margaret Fuller（1810-1850），美國作家、評論家、社會改革家、早期女權運動領袖。

主權的來源。除了對方能受益匪淺，我們也會因使命感而得利。因為自覺受到重視和尊重，對他人起了正面作用，我們自身也覺得更加幸福且更有自信。

高人指導常常有助於受教者（導生）學習與成長，不過研究也顯示，導師們同樣也能教學相長。藉由指導來微調自己的人際關係和領導力，並建立親和力和他人對自己的信賴感。而指導出身背景各異的個人，導師得以開放地接觸不同文化、人生與遭遇，以及各種廣泛的多元性。協助引領個人探尋解難和做決定的路徑，同時也是在落實導師自己的分析和問題解決技巧。此外，指導年輕人還有助於跟上時代，常保眼光見解與時俱進。

小常識報你知

一對一指導有助於創造更幸福、穩定的社會。根據公／私營企業組織（Public/Private Ventures）所做的研究發現，經由大哥哥大姐姐計畫所指導的孩子們有以下表現：

降低了46％的初試非法毒品機率
降低了27％開始飲酒的機率
降低了54％的逃學機率
降低了37％的蹺課機率
降低了33％的揍人機率

指導亦具備社交效益：得以建立親近、有意義的人際關係。一旦涉入別人的生活體驗圈，就會助長更深刻的連結。這樣的人際關係通常是雙向的，導師和導生都會發現彼此樂於分享自身的經驗。

最終來說，導師指導提供了自我成長和發展的大好機會。身為導師者，得以接觸到自己未曾經歷過的機會、挑戰和報償。也因為受到新刺激，得更加去了解自己、了解這世界，並進而達到個人的成長。

改變之道 成為某人的良師益友吧

不需要把做導師這件事想得太難。可以正式或非正式地透過方案來進行。不過請留意以下幾點：

確保堅持到底　首先最重要的，必須做個可靠的導師。受指導的學生會期待你有所引導及給予支持，當然還有投入時間。有鑒於師友關係的考量，尤其要留意自己能夠付出多少時間，因為你可不想言而無信吧。跟導生開誠布公自己每週所能付出的時間。如果只能給一小時，也要明白地告訴對方。要是能給更多時間，就要確保排出那個時間，才不會淪為失信之人。

心態正確　擁有正確心態對整個歷程很重要，另外還有某些特點有助於打造成功的師友關係。雖然導師本身也能教學相長，但要謹記，目標在於協助別人根據自身意願成為最好的自己。主動聆聽並培養同理心，準備好去解決問題並好好探究對方可能面臨的難題。真誠地關心對方的生活、愛好與成就，並且理所當然要在失敗時給予支持。以鼓勵、靈活變通和中立客觀的態度對待。最後就是，身為學習榜樣，樹立良好行為典範至關緊要。

尋覓指導良機　指導要能樂在其中。如果用錯形式或生活圈來指導人，可能會落得徒勞無功。舉例來說，愛孩子的人去指導孩子可能會如魚得水很值得。但是對疲於應付孩子卻熱愛工作的人，或許比較適合指導同事或是對自身從業感興趣的大學生。有幾點需特別注意：

孩子　指導孩子意味著有機會形塑年輕心靈，並在日後持續發揮正面影響力。可經由許多管道去指導孩童與青少年，例如美國男孩女孩俱樂部（The Boys and Girls Clubs of America）、美國大哥哥大姐姐組織（Big Brothers Big Sisters）以及其他青年機構，都是很不錯的切入點。也可以去查看當地公立學校的良師方案，看看自己能否加入。

宗教團體　若是隸屬宗教團體或組織，就去找找它們本身是否有辦信仰型的師友方案。

如果沒有，不妨考慮自創一個。雖然信仰型師友計畫的重點常常放在灌輸性靈價值和道德上，但也會涉及職涯、生活技能及家庭等層面的指導。

公事上　指導同僚是幫助所屬組織及其員工獲致成功的自然機會。分享自身經年累積的經驗與知識，新進員工和年輕員工都能受益良多。

親朋好友　若是有親朋好友尋求指引或是對你的人生閱歷感興趣，那麼指導他們對彼此來說，顯然都會是美好的經驗。

大學生　畢業自專科學院或大學的人，可以針對學生或是剛畢業的大學生去指導。看看有沒有已加入自家公司或是對自己這一行感興趣的人。

做個受教者　要做一名優秀的導師，汲取經驗這點也跟受教者一樣重要。由於受教過，所以更能為日後指導他人做好準備。請謹記，優秀的導師需擁有良好人脈、遠大目光，才能提供協助與指引。隨時留意從各種資源、產業及各方人士身上學習，構築自己的知識經驗庫。

資源　如果任職的機構或所屬社團沒有正式的師友方案，不妨考慮自行創立或是上網找機會。有許多優良機構和資源可提供協助。

擁抱各種可能性　無論在任何地方、任何時間，任何人都可能是受教者。留神觀察是否有人需要自己協助，或是需要藉助自己的知識、經驗和引導。只要願意提供確實有益的助力，自然有機會成為導師。

第44週 簡化個人空間

壓力控管 ☑　專注力與效率 ☑　記憶力與抗老化 ☑　幸福感和成就感 ☑

不要逐日增加，而是要逐日減少。砍掉那些不重要的東西。

——李小龍

這類事情所在多有。在家裡翻箱倒櫃狂找鑰匙花了二十分鐘，等找到時上班已經遲到了。或是坐在辦公桌前，思緒狂湧奔馳，各種念頭不停閃過，等過了一小時後，才赫然發現自己毫無建樹。又或者只因心不在焉而忘記做事。無論是實質面或心理層面的雜亂無章，對人都有實際影響：它會妨礙專注力持續、降低效率，讓人無法完成預計要做的事。

研究顯示，雜亂的環境會限縮專注力。此外，視覺分心物會讓大腦難以處理訊息，無法像置身整潔有序的環境裡那樣良好運作。這是因為具體可見且感覺得到的髒亂在爭取注意、令人疲勞並耗損精神資源。然而若置身整潔的環境，就不會那麼煩躁、緊張和分心，效率和專注力更佳，大腦也能夠順利處理訊息。

另一方面，心理上的雜亂就有點難具體得見了，其生成因素多不勝數。人的思緒龐雜，必辦事項沒完沒了，公私兩方面所遇到的難題又總是占據整個心思。我們被如此眾多的訊息淹沒，以至於要擁有不再紛擾煩亂的澄澈心靈似乎遙不可及。然而努力想辦法去整頓心靈，對於幸福感和健康卻至關重要。

小常識報你知

心理的雜亂可能造成大腦老化。在協和大學（Concordia University）所做的研究中，研究員發現難以從思緒中清除不相干訊息的人，在回想及工作記憶的處理上都有衰退的跡象。

清除實質的和心理的雜亂，能夠省下時間、精力和挫折感，讓人變得更幸福、壓力減輕、效率更佳且更能專注。

改變之道　整頓空間與心靈

大掃除可以很療癒又很有成就感。照著以下方法，輕鬆有效率地進行清理吧。

環境整頓　清理個人空間，無論是辦公室、住家或汽車內，對於專注力和生產力都有絕大的正面效益。自己也會感覺更清爽、更沒壓力。

丟棄多餘物品　如果某樣東西對你毫無價值——那就代表它不是日常必需品，從私人角度來看不具意義，或者也無助於你的生活——那麼就放手吧；看是要送出去、捐贈或是丟掉（可以的話就做回收）。一次處理一個空間，確認全部打掃完成後，才換去別的地方。

整理留存物　清除掉生活中的多餘長物後，就要整理留下來的東西了。找地方收納辦公室用品、廚房小工具、紀念品和相片等所有物品。善用整理箱、抽屜、衣櫃和櫥櫃來收納不需隨時取用的物品。

雜七雜八的東西　要是認為自己絕對不會再有任何雜物，那就想得太美了。抽屜、櫥櫃或衣櫃裡裝著生活中有的沒的物品，這完全合情合理。找個地方來放這些不會每天用到但有特定用途的東西，或是放偶爾會用到的物件。舉例來說，在化妝台放個多用途袋，就很適合存放零錢、鈕釦和收據。或是用辦公室某格抽屜專收訂書針、郵票和優惠券。不過要記得，每隔一陣子得再檢視這些雜物專區，好確定哪些真的可以丟了（比如已經送人的衣服的鈕釦、過期優惠券）。

換個環境　如果身處的環境特別雜亂，甚至都影響到自己了，那就去別的地方吧。散散步、去公園或開車兜個風。或者在上班時，帶著自己的工作到別的地點，比如會議室這類比較寧靜簡約的地點辦公。即便只是暫時的，脫離極度雜亂的區域仍然有助於重新凝聚專注力，神清氣爽地從頭開始。

心靈整頓　本書中的許多改變項目都包含了能自然清除心靈煩雜的方法。比如冥想、培養創造力、專心一意、列出待辦清單、寫日記等等，這些都助益良多。因此，以下的建議就著重於不有所重疊的面向。

加以覺察　心裡有想法時，若非有用即無用。非必要的想法只是讓人從重要事務上分心的雜音。想法發生時，請留意觀察並去察覺它的實用性。就目前來說重要嗎？對未來而言重要嗎？這個想法有助益嗎？如果以上答案皆否，那麼該想法就不值得留下了。

處理逃避　逃避需要專心處理的事情時，腦袋很容易塞滿無用的想法和資訊。舉例來說，拖延會使人執著於跟逃避之事或計畫有關的想法。同樣地，猶豫不決也會浪費大腦空間。著手處理自己無謂逃避或拖延的事情，才能完成它們，了卻一樁心事。

拋棄無用的想法　本書已談過負面心態對情緒的影響。而負面思考同樣也會浪費心靈空間。沮喪、消極和批判性的想法都該止息下來。把怒氣、憤恨、內疚、懊悔、擔憂和嫉妒等不健康的想法趕出心中。這些尤其徒然的想法占據了寶貴的心靈空間，而它們原本可供更有益的想法所使用。

擺脫念頭　雜亂之所以累積，部分是因為想法禁錮在腦海裡沒釋放所致。但是藉由寫下來或娓娓述說個人的感受或情緒，卻能夠展開新思維。找人發洩一下關於棘手狀況的牢騷，或是寫下所有必須完成的任務和苦差事。如此一來可以擺脫念頭，從保存它們的責任中解放心靈。

大腦傾存（brain dump）　要是思緒四處蔓延，造成大量心理雜音出現，那就得執行大腦傾存了。花五到十分鐘寫下當時在想的所有事。或許會發現某些想法還不錯，其他的則不然。也可能發現相同想法一再出現，差異性非常小。大腦傾存能有效整理紛亂的各種想法。

自動化與組織化　想辦法將重複性的事務和職責自動化，可以省去必須牢記不忘的工夫，並確保需要時能夠加以完成。比如線上付帳單或使用店家的自動扣款功能。或是把所有需要記住的生日和週年紀念日跟行事曆連線，設定在到期日前一週提醒自己。若是自動化不可行，那麼就預先策劃來安排生活吧。提前規劃自己一週的衣、食和雜務。能預先安排的內容越多，就越不用靠腦袋去記錄那些需要做的事。

第45週 建立親密關係

壓力控管 ☑ 記憶力與抗老化 ☑ 幸福感和成就感 ☑

友誼猶如金錢一般，輕易可得卻難以維繫。

——薩繆爾・巴特勒[33]

有道是：「真正的朋友屈指可數，若能擁有實在走運。」這句諺語還有許多變體，不過個中意涵不離其宗：擁有好幾十個、甚至幾百個「朋友」看似很有價值，實則知交莫逆僅僅數人才是真正無價。現今世界，社群媒體造就了數以百計，有時甚至以千計的朋友，友誼因此有了全新的定義。然而許多研究依舊顯示，為數不多的親密關係對個人的健康和幸福感裨益甚偉。

兩千多年前，亞里斯多德在其第八卷哲學著作《尼各馬科倫理學》（*Nicomachean Ethics*）中，分享了關於友誼的哲學理念並區分成三類：利益之交、快樂之交和道義之交。利益之交建立在

33 Samuel Butler（1835-1902），反傳統的英國作家，活躍於維多利亞時代。知名作品爲烏托邦式諷刺小說《烏有之鄉》和半自傳體小說《肉生之道》。

互有所需或有所助益上，雙方能彼此互利（比如商業夥伴、同學或同事）。快樂之交建立在雙方互動能感到愉悅上，比如分享幽默感、有共同興趣或甚至是性愛。最後的道義之交，則建立在互相仰慕對方的品德上；這種更深層的連結超越了膚淺或當下存在的關係。前兩種友誼往往很短暫，因為據以締結此類關係的條件一旦生變，該友誼也隨之終結了。而基礎堅實的道義之交則禁得起時間考驗，往往是最有收穫且最珍貴的友誼。

深厚的親密友誼還有助於大幅減輕壓力。研究顯示在壓力大的時候，摯友的存在能夠抑制壓力荷爾蒙皮質醇的水平。由於知交好友最了解我們且由衷關心我們的健康，因此在應付疼痛、疾病或壓力狀況時，他們能夠發揮安撫和鎮定的效應。

與摯友共度時光也能拓展個人生命、強化大腦功能並延緩記憶流失。在二〇〇八年所發表的哈佛某研究中，研究員對一萬六千名受試者進行測試，發現社會整合能預防記憶流失與其他的認知障礙。而在《國際神經心理學會期刊》（*Journal of the International Neuropsychological Society*）所發表的另一項研究則宣稱，極度活躍的社交生活能減少70％的阿茲海默症發生率。

小常識報你知

擁有摯友或許能救你一命。二〇一〇年某研究審視了超過三十萬八千人的數據資料，發現社交關係充實的人，存活率比社交連結不良或缺乏的人高出一半。這些發現是跟抽菸、肥胖及體能活動不足的致命風險做比較得來的。

自我孤立恐有增加憂鬱之虞。在二〇〇九年的研究中，沒有社會性連結的受試者更有可能受憂鬱和焦慮所苦。反之，維持親密關係卻能帶來極大的喜悅。能跟至交好友分享、傾訴心聲並獲得安全感，知道有人可依靠，有助於熬過艱難時刻。此外，好友會照看我們給予支持，讓我們覺得自己有價值、有目標。此二者對幸福感也很重要。

親密關係包含了真正的情感、分享感受與想法，以及同理心。還有相互的尊重、關心和彼此互相扶持。其中一人有好事發生，另一人也會不帶嫉妒或羨慕，真心為朋友感到開心。真正的朋友會信賴對方也值得信賴；無條件地以寬容、熱忱和誠信來對待朋友。他們能夠同甘共苦，真正的友誼意味著無論境遇好壞都關愛對方，接受彼此真實的自我。

改變之道

致力於有意義的人際關係

親密關係非常寶貴。需要費功夫和時間經營，才能養成強健紮實的體質。無論是想要改善既有的人際關係，或是建立新的親密關係，都要留意以下幾點：

用心投資　就像穩實的婚姻需要費心經營，友誼要能長久維持也一樣。特別忙碌的人，最好在行事曆上替自己的有意義人際關係安排約會和時間。要是不能親自碰面，就藉由其他途徑來聯繫，比如講電話、視訊聊天或發電郵。如果朋友最近過得很辛苦，請主動騰出時間去陪伴、支持。不要把親密關係視為理所當然。要信守承諾、誠實可靠，還有說到做到。如此一來才能清楚傳達出對友人的重視與尊重，而對方也會同樣予以回報。

感謝既有的人際關係　珍惜自己既有的親密關係。花點時間去感謝對方，跟那些彌足珍貴的人共度美好時光。讓對方知道他們對你的重要性。也不要疏忽遠距離的親密關係。以現在來說，摯友分別住在好幾個不同時區已司空見慣了。但是沒看見，並不代表就不會記在心上。固定每週或每個月打電話，或是用Skype視訊見面，繼續保持聯繫。也可以努力約在中間地點或是彼此所在地開心碰面，盡可能常常親自見面。

藉由新關係來充電　許多真摯友誼常常是從兒時或青少年時期一路延續下來的，不過也沒理由不能結交有意義的人際新關係。有幾點需牢記在心：請記住質比量更重要，要睿智地慎選新朋友。選擇能無條件激勵出自己最佳表現，且能真正扶持培育自己的人。跟志同道合的新朋友一起從事自己熱愛、重視的活動，比如參與自己熱情支持其理念的當地慈善機構。如果身為虔誠教徒，就定期去上教堂。或是選個喜歡的主題去上課。

處理歧見衝突　儘管可能引起不快，不過處理爭議或尷尬局面卻是建立親密關係的重要環節。應該視衝突為增進彼此更加了解對方的好機會。正因為如此，即使意見相左，仍然要秉持尊重和關心，認真思考化解衝突的積極對策。表達自己的感受，但也要真心誠意地認真傾聽。提出問題以確保自己確實了解朋友所說，並對自己所聽聞的內容做個總結與分享。避免有所批判及自我防衛。共同承擔把事態導向正軌的責任，若是自己錯了，也要坦然承認。萬一衝突處理不順利，就暫時休息一下，不過要確保能及時回歸討論，衝突才不至於被隱瞞過去或擱置不理。

寬容以對　人都會有令人失望或太過忙碌的時候。遇到摯友似乎沒什麼時間見面時，請體諒他們並給予空間。也許對方正為了工作忙得焦頭爛額，或是正在經歷艱困時期。同樣地，若是自己需要空間，請跟朋友或所愛之人溝通。還有，不要對自己的人際關係加諸不切實際的期待。我們都是凡人，會忘記生日或其他重要活動，忘記寫感謝函或聖誕賀卡。而且有時候摯友也可能傷害我們。若是有必要，請跟朋友談談他是怎樣傷害了你，若是對方誠摯道歉了就原諒他，這樣你才能夠釋懷，繼續往前邁進。再者，如果是自己曾做錯什麼或造成傷害，也要坦承犯行，真心道歉並請求原諒。執著於過去的錯誤和失望只會磨耗友誼。

尊重特異性 我們的摯友或許有些不太討人喜歡的特質或個性，或是其看法異於一般人。如果你很重視這段友誼，那就要承認朋友的缺點，接受真實的他並尊重他的選擇。當然啦，要是朋友本人或他看事情的觀點異於一般，但你認為這段友誼值得經營下去，那就找找能常保友誼不渝的共同點吧。特異並不一定代表「不好」。

樂於分享 這個常理大家好像都知道，不過親密關係是建立在雙向溝通上的。跟摯友或家人交談時，要避免喋喋不休地談論同一話題（比如戀愛煩惱或工作困擾）或膚淺話題。相反地，而是要注意盡量以豐富的生活圈，以及自認有意義的題材來溝通交談。藉由談論自身的恐懼、熱愛、遺憾（如果有的話）和人生哲學來稍稍暴露自己。不妨考慮討論有關政治、宗教和全球議題之類的爭議性話題。和別人分享得越多，對方越有可能對你敞開心扉。一旦對方這麼做了，一定要坦誠傾聽對方說的話。討論的話題越深入，彼此的關係也會更拉近，更加有所學習與成長。

構築在美好之上 遇患難時需要親密關係互相扶持，但是有福同享也同樣重要。分享美好經驗能夠讓彼此更親近，還能創造日後回味無窮的回憶。可藉由共同探索及嘗試新事物來常保友誼的新鮮度。此外，重要時刻也別忘了彼此相聚慶祝，從升遷到生日以及所有人生大事都值得好好慶祝。

好朋友守則

本章所提到關於親密穩固關係的種種好處，都需要藉由良好作為才能達成。以下是某些基本實踐準則：

＋保持樂觀　消極、競爭、嫉妒和羨慕都是有害選項。保持正向態度，成為朋友最真摯的支持者吧。讚賞友人的長處，讓他們知道你的仰慕之心。鼓勵他們勇敢追夢，批評指教時要有建設性。

＋傾聽　好朋友會積極傾聽。多關切朋友說的話，自己想說的居次。提問展現由衷的關心。

＋做個自己理想中的朋友　對待摯友要尊重、寬宏大量、有悲憫心、不批判、體貼和善解人意。以你自己想被對待的方式對待朋友。

＋忠於朋友　不要做個酒肉朋友。在患難之際陪伴朋友身邊很重要，讓他們知道你隨時在側。朋友分享私事或祕密時，仍舊予以支持並保密。

＋誠實以對　就算有難以開口之事，對親近之人坦誠相告還是很重要。當然這需要審慎措詞才能將傷害或不滿降到最低，不過開誠布公仍然最為重要。

＋慷慨無私　付出不求回報。自己要怎麼做，才能讓朋友的生活過得更好或更容易？或是要怎樣多撥些時間給朋友？試著不去思考這麼做會有什麼回報，而是多想想要怎麼做才能提供朋友所需。

＋避開不良行為者　結交新朋友時，試著避開那些苛刻、消極、挑剔或是不尊重人際界線的人。避開會耗盡自己心力的人，專心跟能賦予自己能量的人建立友誼。

第46週 規劃待辦事項

壓力控管 ☑ 專注力與效率 ☑ 記憶力與抗老化 ☑

不做計畫的人注定要失敗。——溫斯頓．邱吉爾

常常這就像日子一天天飛逝，我們卻還兀自納悶著「時間都到哪兒去了？」生活可能變得忙亂無章，以至於如果不去管理時間、安排必須完成的事，就會有所遺漏。因此，規劃自己一天的行程能夠減輕壓力、提高生產力，得以更有效率地完成想完成的事情。

無論是想每週上三次健身房、完成一個案子或辦點雜事，使用日程安排工具來規劃活動和工作都能增加執行率。行程規劃提供了指引一整天行動的藍圖。花時間做規劃，能夠大幅降低唯恐遺忘重要事務的多餘壓力。由於得仔細考量各項活動的切實時限，據此擬定符合各自條件的適當時數，因此能夠減少「沒時間」做某事的發生率。

擬定計畫表有助於杜絕時間和精力的浪費，得以將性質相近、或是得在同一地點發生的事務做集中處理，藉以減少容易造

成大量時間浪費的停機期和交通移動時間。而行程表還能釋放腦力，擺脫必須記住所有待辦事項的責任。同時，規劃行程可讓人綜觀全局，先做好遭遇突發變化或事態的準備。較容易預見影響所及的層面，並將這些狀況處理妥當。

照著日程表行事能夠發揮最大的生產效益。手上擁有以小時計的計畫表，可以避免被較次要的其他事情分心影響，還能降低某項活動進行過久的可能性，比如大幅超過所需時間的會議就超級浪費時間。不過若是能照既定時程召開會議，就可以杜絕超時情況發生，因為行程表已清楚指出會議幾時必須結束。規劃行程也有助於克服拖拖拉拉。已規劃好時程的工作，會以顯眼標示強調其重要性，增強個人的責任感。此外日程表隨時可供參考，這樣就不用浪費時間思索接下來需要做什麼了。

總結來說，計畫表去除了可能重複預約自己的壓力。有效地劃定了義務，讓我們更加清楚自己的可用性，更有信心做出（及信守）承諾，最終會讓自己變得更可靠且更值得信任。

小常識報你知

在薪資查詢網（Salary.com）所做的民意調查中，上班族票選的浪費時間冠軍就是開會。而在另一項英國經濟及商業研究中心（Center for Economics & Business Research）的民調中，上班族說他們一週平均花四個小時開會，而其中逾半數時間是浪費掉的。

改變之道

規劃所有活動

每天修訂行程表來增進生產力並節省時間吧。以下技巧可讓計畫表工具充分發揮效益：

媒體工具　選擇容易修訂的計畫表工具來使用。這類工具非常多，比如行事曆、紙本日誌和萬用記事本，當然還有各種數位軟體及產品可用。選擇自己最能直覺使用的工具——以及在需要時可隨時輸入取得資訊者。

關於收錄的內容　要是發現自己嚷嚷著：「我今天沒時間上健身房啦。」那就代表應該把這件事收進行事曆裡。在日程裡為特定活動排出時間，更有機會加以完成。自認為重要的事情皆可收進計畫表裡，例如跟人開會、埋首工作的完整時間、打電話、午餐或晚餐約會、聽音樂會、上健身房、雜貨採買、休息時間，或其他任何想在今天之內確實做到的事。此外，做規劃時要放眼未來。寫下重要的期限、轉捩點、生日、週年紀念日，以及其他應該認可或慶祝的任何事。

務求明確　把待辦事項記入行程時要精確。相關資訊盡量詳實記載，包括事務本身、跟誰碰面、碰面或活動的地點，以及自己所需的任何電話號碼或後勤資訊。假設有個電話會議要開，行程表中就該載有撥號資訊及密碼，避免因最後一刻需要尋找該資訊而造成時間浪費和沒必要的壓力。做好明確記載可以讓任務進行得更順利，不會橫生枝節。

收錄前後置時間　待辦事項可能需要做準備、有交通移動或其他的前後置作業。比如你在市區另一頭有個午餐約會，可能需要十五分鐘的交通時間，來回程都是。或者要去健身房，除了健身時間外，可能還需要有交通、換衣服，以及運動完沖澡、換衣服的時間。規劃行程表時，確認把這些時間都安排在內。

切勿安排太緊湊　總是會有預料之外的延遲、討論、電話或干擾來打斷行程。為了避免事情都擠在一起，或錯失重要會議或活動，請不要把行程排得太滿。每天安排幾次半小時的緩衝時間，讓自己在事項之間留有餘裕，就能在有需要時重新靈活地安排行程。

持之以恆 得知自己有活動或任務，就立刻記在計畫表中，這樣可以預防稍後忘記列進去。在一週之始先審視整週的行程，以便知道該週接下來要做哪些事。每天早晨先查看當天的行程，每天晚上則回顧已完成的內容，提前先看明天的待辦事項。腦袋要跟行程表保持連線，才能避免忘事、安排太緊湊，或是沒做好開會或其他活動的事前準備。

第47週 玩耍遊戲

壓力控管 ☑ 專注力與效率 ☑ 幸福感和成就感 ☑

比起一年的交談，一個鐘頭的玩樂能讓你更加了解一個人。

——柏拉圖

當生活充斥著工作、必做事項和種種義務時，很容易忘記在這期間找樂趣。在生活、甚至工作當中建立樂趣，對幸福感至關重要，它有助於處理壓力、強化人際關係，以及提升創造力與生產力。

玩樂是成功之母

在針對殺人犯做研究時，美國全國玩樂協會（National Institute for Play）的創辦人史都華・布朗博士（Dr. Stuart Brown）發現了殺手們的共通性：童年時期都缺乏玩樂。自此之後布朗博士訪問了好幾千人，包括藝術家、商界人士、諾貝爾獎得主，當然還有囚犯，記錄他們的「遊戲史」。有趣的是，他發現玩樂跟成功之間有強烈的關聯性。

在其著作《就是要玩：告訴你玩樂如何形塑大腦、開發想像力、激活靈魂》（*Play: How It Shapes the Brain, Opens the Imagination, and Invigorates the Soul*）中，布朗博士探討了玩樂如何影響我們的生命。顯然做自己喜歡的事情時，我們會感到快樂。而且玩樂還能將負面思緒與感受轉化得更積極、富建設性且更樂觀。玩樂的時候，壓力、困境和難題都變得次要了；心智得以放鬆，暫時休息一下，之後再帶著新氣象和恢復的活力重返問題。

論及工作，布朗博士宣稱，讓員工做些好玩的事能提高生產力與動機，改善專注力與毅力。他說有證據顯示，玩樂能夠開啟大腦的新神經連結，並在玩樂過程中提升創造力。此外，遊玩享樂時我們會拋掉一些束縛，停止做思想審查。這番見解使得某些前瞻性公司，例如Google，因此將玩樂融入工作環境中。

改變之道　讓玩樂全面融入生活

不管是跟家人朋友共度時光，或是跟同事一起工作，請把開心玩樂變成日常的一部分吧。小小的玩樂可以讓人走得更長遠！

做個評量　對多數成年人來說，玩樂經驗通常發生在孩童時期。孩童的玩樂往往是自發性的、無拘無束且充滿想像力。但身為大人，若是很難找到覺得好玩的事，那麼重溫一下童年或許會有幫助。想想自己小時候有哪些玩樂時光或稱得上好玩的事。請先從〈Part3：深度練習〉的「玩樂評量表」作答開始。

玩樂方式

小小玩樂一下並不需要太費心思。有些活動，像是丟飛盤、踢一場足壘球，或是跟小朋友玩半小時的捉迷藏，都能替平凡無奇的一天帶來很大的歡樂。週末晚上不去鬧區閒逛，而是待在家裡跟家人、朋友玩熱鬧有趣的猜猜畫畫（Pictionary）遊戲或比手畫腳遊戲。就連花時間開開玩笑，都能輕易替日常生活增添小樂趣。

隨時隨地玩一下　不要把玩樂全留到週末再做。別忘了玩樂能全方位裨益生活。想辦法在工作時、辦雜事、煮菜、打掃或開車（務必要選能讓雙眼盯著路況及防禦性駕駛的活動，比如跟著廣播唱歌）時，找樂子玩一下。多給自己放鬆的機會，享受自然玩樂的時刻更能獲益良多。

忘掉〇〇〇吧　可以玩樂的理由很多，但許多人似乎有更多理由不去玩。忘掉所有阻止你玩樂的原因。忘掉遵守規則（前提是要安全無虞、不危害任何人及不犯法）。忘掉自己「應該要做的」什麼。忘掉需要保持忙碌。忘掉別人對自己的看法。忘掉要做合宜或別人期待的事。還有忘掉恐懼。儘管去做覺得快樂、好玩的事吧。

先從簡單的著手　搞笑耍笨這種舉動也可視作玩樂。說個笑話、對認識的人扮搞笑表情（當然是沒惡意的！）或是在辦公室跳個滑稽舞。做些能讓自己發笑的事。就算只有幾分鐘，仍舊可帶來振奮精神、開啟創造力或提高生產力等改變。

把玩樂當作催化劑　布朗博士在其著作中，探討了以玩樂作為催化劑有助於增進生產力和幸福感。如果覺得自己提不起勁、遲遲無法做決定，或難以完成工作或任務，那就去找點樂子放鬆精神，說不定休息期間還能冒出跟當前難題有關的新點子或新想法。

跟別人鬧著玩　跟別人笑鬧打趣能拉近彼此的距離。和朋友、家人一起玩樂，是建立共同回憶和親密關係的絕佳方法。同樣地，也想辦法對同事如法炮製吧。很有可能越常跟同事開玩笑，一起工作的效率反而變得更好。當然還有盡量選擇跟有趣愛玩的人共度時光——比如孩童跟寵物。要是很難釋放自己的童心，那麼孩童跟寵物極富感染力的嬉鬧活力應該能讓你放得開。

要真正去玩　談到「玩」這件事，「弄假直到成真」似乎並不適用。真正去玩跟假裝玩樂是有差異的。真正的玩樂會讓人在事前事後及過程中都覺得愉快，所有參與的人也有同樣的感受。真正的玩樂會有所啟發與激勵；會讓人欲罷不能，還想玩更多。倘若參與的活動無法給予上述感受，那麼你可能只是假裝在玩。

第48週 設定意念

壓力控管 ☑ 幸福感和成就感 ☑

我們的意念造就了我們的真實。——偉恩．戴爾[34]

設定意念牽涉到個人的價值觀、抱負、性格與信念，能夠帶給人生更大的幸福感與寧靜平和感。比如說，你的意念可能是要寬宏大量、支持他人、做真實的自己或是能夠傾聽。意念來自心靈，環繞著生命核心。

我們所有人都處在運行中，自身的生活亦然。我們時時都在形塑、引導生活以對應多變的環境。然而受到考驗或遭遇難題時，卻很容易忽略全局。有意識地設定意念，讓自己有餘裕往後退一步看，並提醒自己——在經歷人生起伏、時好時壞後，記住自己最重視的事物以及想要成為哪種人。跟造就出今日自己的內在特質經常保持連結，我們才會更快樂。

34 Wayne Dyer（1940-2015），自我啓發領域的作家與演說家，享譽國際，著有三十本書籍。

意念可重塑大腦

哈佛醫學院神經學家阿瓦洛．帕斯科（Alvaro Pascual）的研究顯示，只思考某件事，會改變大腦的物理結構與功能。受試者分為兩組：一組被指定學習鋼琴五指練習，並且持續五天每天練兩小時；另一組則被要求思考這項練習。兩相比較之後發現，兩者的大腦運動皮質區都有所變化。這項發現意味著，有意念做某事跟實際真正去做，都能影響大腦的重塑。

設定意念能形成決策，引導自己的想法與行動。只要確信自身行動符合自身信念與價值觀，就能不計成果。也會對自己所做的決定和自身感到更安心。

改變之道　練習每天設定意念

設定意念幾乎能裨益生活所有層面。請多加留意以下這些想法：

正確開啟一天　從醒來那一刻所啟動的各種想法和選擇，都深深影響了接下來一整天。

比如你正在減肥，早上吃完健康的早餐就去了健身房，如此看來，你似乎從那時刻起就做了健康的選擇。另一方面，如果你沒去健身房又吃不健康的早餐或沒吃早餐，很可能就替接下來的一天做了壞決定。同理也適用於你的想法。以正面想法開始一天，漣漪效應就會擴及一整天。雖然隨時都能設定意念，但是以意念作為一天之始，能夠替後續這整天定下基調。

內心常保快樂與平和　無論你的意念為何，它們都該是更高自我的體現。不要聚焦於物質事物或特定結果，而是要關注體現了自我特質的意念，它們會讓人獲致更大的喜悅。個人的意念應該忠實反映自己真心想成為的那種人。

駐留在當下　不同於目標，意念應該代表著當下。關注在自己此時此刻的意念上。比如要去探望生病的親人，意念可能就是要給予支持與呵護。若是去見需要指引的朋友，意念可能就是不帶評斷地傾聽。或者為人父母者要跟子女共度一整天，那麼意念或許就是像個孩子般放開來玩。

忠於真實本我　設定意念時，要忠於自己和自己的意念。想想自己是誰、到底想要什麼以及對自己有何期許。不要聽命於別人對自己的所求或期望。

寫日誌　無論何時設定意念，都寫成日誌記下來。實際記錄下來會比只記在腦海裡來得更有真實感。一天終了時，無論意念是否成功實現都要寫下來。若是沒成功，就寫下能怎麼改變做法來實現。時不時重溫自己過去的意念，看看是否有哪個主題或領域還能夠持續改進。

責任感　和別人分享意念能賦予更強的責任感。不妨跟親人朋友或是藉由上網等不同管道，分享自己的意念。由狄巴克・喬布拉的女兒瑪莉卡・喬布拉（Mallka Chopra）所創建的Intent.com，就是個很棒的資源。她創辦該網站的理念，就是希望來此分享意念的社群成員們能夠獲得支持、擔負起責任。每天、每週或每個月分享自己的意念來獲得靈感和鼓勵吧。

第49週 戰勝心魔

專注力與效率 ☑ 記憶力與抗老化 ☑

把你的傷痛，轉化為智慧。——歐普拉・溫弗蕾

一個人的過去是由正、負兩面的經驗構築而成的。此二者也都自然成為生活的一部分，但是若無法成功放下負面經驗——例如造成傷害或失望的昔日錯誤和不良人際關係——它們很快就會變成個人的「心魔」，長此以往地侵擾下去。這些心魔阻礙了人們去享受人生，害人停滯不前。因此，處理解決這些問題，對於找到幸福、減輕壓力以及朝夢想邁進就非常重要了。

人們經常對抗的最大心魔之一，就是懊悔或執著於過去的錯誤。若是不能對昔日陰霾釋懷，往往就會任由它們定義今日的自己。緊抓著那些經驗不放，只會侷限住自己的未來與潛能。

另一個典型的心魔則源於人際關係。包含跟父母、兄弟姐妹、朋友、同學，以及人生較後期的同事與重要他人在內的所有人際關係，都影響了個人的處事之道和人際交往方式。如果曾經有過（或現在就有）不正常、凌虐或失能的人際關係，那麼由此

衍生的傷害和失望，就會影響我們看待人生、看待自己，以及與他人互動的方式，並創造出並非基於現今實況的行為和恐懼。

接納並放手往日的錯誤及異常人際關係，才能學到寶貴教訓避免重蹈覆轍，或是日後犯下更大錯誤。只要能克服負面經驗從中復原，了解到自己能夠處理、超越過去的傷痛，那麼對於壓力與逆境就會更能調適。心魔確實也能帶來正向考驗，驅策人們做出改變，成就更好的自己，並以全新角度去思考。戰勝心魔使人變得更堅強，更有辦法堅忍度過人生的起落。

改變之道

放下往日的負面經驗

如何處理心魔，決定了我們能否創造幸福、成就最好的自己並把握生命所賦予的一切。以下技巧可供參考：

認知與確認　著手處理心魔前，必須先承認它們存在才行。心有魔障的人往往忽視或假裝它們不存在，這種否認心態很可能會導致更嚴重的問題。承認過往經驗對自己的不良影響，並好好思考它們如何形塑了自己。請利用〈Part3：深度練習〉「心魔備忘錄」中的「個人心魔」項目提問作為輔助。

借鑑心魔　之所以難以釋懷往事，部分原因出在我們不太去思考個中值得借鏡之處。想想自己從過去的負面經驗學到了什麼，在「心魔備忘錄」中將「學到的教訓」項目寫下來。覺得自己又要怨懟過往或開始有負面情緒時，請重溫這些習得的教訓並視其為珍貴無比的幸事。

學習放手　往事終究已成過去。不妨運用以下方法放下負面執著。

去感受覺察　讓自己去感受失望、傷痛或苦楚等情緒。不要壓抑它們，想哭的話就哭吧、想生氣的話就生氣吧。去感受這些情緒，正是學習放手的第一步。

客觀面對　一旦感受到了必要的情緒，就把自己轉進較能理性看待的客觀立場。問問自己怎麼做才能消除這些情緒。

寬恕原諒　無論需要的是原諒自己或別人，都要積極完成寬恕這個歷程。

向前看　要記住，失敗、傷痛、打擊以及其他負面經驗都是人生的一部分。知道了這點，才有辦法不受往事桎梏，將思維導向更積極的方向。將未來視作重新開創真實人生的新篇章，關注在自己對生活的期許上。如此將有助於想像正面結果，驅動自己努力加以實現。

創造新能量　執著於往事令人窒礙難行，但其實你大有可能克服許多往事，並超越它們向前邁進。請運用「心魔備忘錄」中的「創造新能量」項目來決定，要如何放開負面情緒並藉此創造出正面新能量。這麼一來就能跳脫怨懟，擁有更正面的心態、積極主動與理性思考。

廢除過往束縛　接受負面結果可能發生，並且應該視其為人生與成長的一部分。執著於往事會造成自我設限，深怕重蹈覆轍或犯下新錯誤而不去冒險或嘗試新事物；還有以過去做得到或做不到的事情來定義自己。與其告訴自己「不行」「不該」或「行不通」，不如換成更正面積極的「我可以」「我應該」或「我辦得到」想法。別讓過去界定了自己。思考自己想要如何被定義，並聚焦於如何使期望成真。

避免重蹈覆轍　心魔常常使人趨近那些誘發自己安於舊習慣的人事物，受到類似事件或有類似包袱的人所吸引。遺憾的是，這會讓人陷入負面的原地踏步、墨守成規、不良行為和有害關係中。要非常留意自身處境，避免演變成舊時壞習性再現的局面。努力尋求能支持良好習性的人際關係，盡量減少那些無益的關係。

第50週　鍛鍊大腦

專注力與效率 ☑　記憶力與抗老化 ☑

大腦就像肌肉一樣，用腦時我們會感到愉悅，有所理解時則感到歡喜。——卡爾・薩根[35]

就像體能訓練對身體健康有益，心智訓練也對大腦有益。近期研究顯示，健腦訓練，亦稱認知訓練，對大腦功能有著極為正面的影響。認知訓練善加利用了神經可塑性，以及可藉由心智接觸困難新經驗來維持或改善認知功能的概念。換言之，訓練大腦能強化大腦功能。

鍛鍊腦力能夠顯著改善工作記憶（這對語言理解、學習和推理很重要）、注意力和專注力、快速思考能力以及維持心智靈活。此外還能增加所謂的「流質智力」（fluid intelligence），一種不考慮既存知識的問題解決能力。

35 Carl Sagan（1934-1996），美國天文學家、宇宙學家、科幻作家，亦是出色的教育家，終生致力推廣科學。

經常訓練大腦還有助於保護記憶，能夠延緩或預防年齡相關性認知退化、阿茲海默症及其他類型的失智症，所以越早進行這類訓練活動越好。有研究發現，從兒時到成年期都有從事認知考驗活動的人，大腦比五十歲的人年輕，且較少產生與阿茲海默症相關的大腦斑塊。

小常識報你知

魯莫斯實驗室（Lumos Labs）研究發現，為期五週一天花二十分鐘做線上認知訓練方案的人，在視覺專注力（增加20％）和工作記憶（增加10％）有明顯提升。

年輕人同樣也能從大腦訓練獲益。研究顯示，認知訓練能增強孩童的工作記憶，甚至對學業成就產生良好影響。此外，研究還顯示認知訓練可以改善注意力和組織能力，減輕注意力不足過動症（ＡＤＨＤ）孩童及其他相關問題的症狀。

改變之道　每天做二十分鐘認知訓練

只要每天做個二十分鐘的認知訓練，就能獲益匪淺。而且最棒的是，認知訓練可以很好玩！但話說回來，每天玩玩數獨或填字遊戲或許開心好玩，不過這類型的遊戲並不足以稱之為認知訓練。那些遊戲你可能越玩越上手，卻看不出認知功能上有什麼明顯改善。也就是說，必須以新穎、可調適和引人入勝的方式來吸引大腦。

迎合不同範疇 認知訓練要能訓練到大腦四個不同領域：

記憶與回憶 西洋棋、紙牌遊戲和填字遊戲。

注意力與專注力 閱讀測驗、圖案記憶與辨識遊戲。

認知與問題解決 算術與數學、應用題。

速度與空間推理 電玩遊戲、俄羅斯方塊、拼圖遊戲、迷宮遊戲，以及定位與導航遊戲。

交叉訓練 體能交叉訓練對身體健康的好處勝過每天只做單一類型的運動，比如跑步。可以說是藉由混合鍛鍊來好好強身。同樣的概念也適用於心智。必須從各方面來挑戰心智，大腦才能明顯受益。為了體驗認知訓練，總會希望輪流進行上述四種範疇的活動，好讓大腦受到出其不意的挑戰。比如說，平常每天都玩數獨，就會想加入其他遊戲做輪替。

與時間賽跑 辛西亞・格林（Cynthia Green）博士在其著作《腦力遊戲計畫：四週內

加強記憶力、改善專注力及對抗心智老化》（*Brainpower Game Plan: Sharpen Your Memory, Improve Your Concentration, and Age-Proof Your Mind in Just 4 Weeks*）中說到，替自己計時努力盡快解題（或是創下個人最佳遊戲時間），都是持續挑戰大腦的絕佳方法。

學習新遊戲 留神注意新遊戲，別害怕去試玩。上網搜尋有關健腦的新書和其他認知訓練方案；玩玩新的紙牌遊戲，甚至可以跟朋友、家人一起瘋玩新的桌遊。學習遊戲的新規則和新型態玩法能夠常保新鮮感。

選擇訓練項目 自創認知訓練項目看似理想，但參與認知訓練的最佳方法，還是上頗受推崇的認知訓練方案網站註冊。我個人很愛Lumosity（www. lumosity.com），不過網路上當然還有許多其他健腦方案可選。總之，選擇線上訓練方案時，總會希望它達到某些標準。以下是一些重要提問：

該方案是否有科學根據？ 理想上，最好是由神經學家、神經心理學家以及了解大腦構造和功能的科學家來開發認知訓練方案，因為那些方案應該有其調查研究可以佐證。不過眾所周知，公司常會主導自己的研究並吹捧宣揚其好處，但該研究若只是在公司內部進行設計、執行及檢驗，那麼該方案很可能不盡完善。請去找尋已經過調查研究和同儕評閱的方案，有些方案甚至已跟大學及醫療院所的研究進行合作。

眞的有幫助嗎？　大腦訓練的重點在於，藉由訓練而開發出來的技能應該化為真實體現。認知訓練方案應該提供獨立於訓練本身之外的基準線評量和訓練後評量，這樣才能看出改善狀況。此外，方案應該描述每個練習可訓練大腦的哪些認知技能和哪個區塊。

那些練習和遊戲符合下列條件嗎？

很新奇：每天重複玩相同的遊戲會讓人越來越上手，卻不一定能增進認知功能。你所選擇的方案應該包含類型廣泛的遊戲，甚至囊括每個訓練領域在內（比如記憶力、變通性、問題解決能力等等）。

有計時：正如辛西亞・格林博士所言，跟時間賽跑對訓練認知功能至關重要。它有助於心智快速運作、注意力更加集中且更具變通性。

難度會增加：各類遊戲和訓練玩得越快越好之後，就該進階到難度更高的新關卡，保持挑戰性。

成為社交活動　和別人一起玩遊戲，可以讓大腦訓練變得更有趣，還能有社交上的好處。喜歡玩撲克牌之類紙牌遊戲的人，可以組團一週辦一次撲克牌之夜。或是跟朋友每週定個拼字塗鴉（Scrabble）之夜。倘若個人遊戲無法同樂，那就辦個挑戰賽，每週跟朋友一起完成填字遊戲吧。

少用計算機 計算機很容易讓人不用腦，就算遇到最簡單的數學題也一樣。然而簡單的算術卻對大腦保健助益極大。在餐館需要算小費或是得知道折扣價多少時，請試著動動腦算出來吧。

每週背一首歌或一首詩 就算沒興趣詩歌朗誦或在樂團裡唱歌，背歌詞或背詩也能維持心智的記憶模式。試著每週記住一首歌或詩，讓大腦持續運作。

擴增字彙庫 每天學一個新單字。不僅能擴增字彙量，還能保持記憶力敏銳。

第51週 杜絕大腦殺手

壓力控管 ☑ 專注力與效率 ☑ 記憶力與抗老化 ☑ 幸福感和成就感 ☑

垃圾進，垃圾出。——喬治．福塞爾[36]

就像許多食物有益大腦健康，也有食物效果相反。本週將聚焦於對認知功能有害、造成情緒不定、活力降低及增加壓力的食物上。

最該避開的扼殺大腦食物之一，恐怕就是添加糖了。糖分攝取過高對情緒有不良影響，且會造成不可避免的血糖急升。此外還會干擾學習能力。出自UCLA（加州大學洛杉磯分校）的研究發現，飲食中長期含高果糖（一種糖的形式），會改變大腦的學習和記憶訊息能力。

但是不好甜食的人也得知道，鈉（鹽）含量高的食物同樣也對大腦有不良影響。研究顯示，高鹽飲食會損害思考能力，有可

36 George Fuechsel，IBM早期的程式設計師。這是科學與資訊通訊技術領域的一句習語，旨在說明低質量的數據不可能輸出高質量的結果。同樣的原則也體現在電腦以外的領域。

能導致失智。二〇一一年某長期性研究對一千二百六十二名年齡六十七至八十四歲的受試者進行了審視。相較於低鹽攝取者，鹽分攝取過高的受試者，在三年期間的認知功能測試上表現不佳。

另一種損害大腦的食物則是反式脂肪，經常可見於油炸食物、速食和垃圾食品。研究顯示，反式脂肪對記憶力、注意力、語言能力和運算速度有不良影響，且確實會造成腦容量萎縮——此為阿茲海默症的典型特徵。在奧勒岡健康與科學大學（Oregon Health and Science University）的研究中，針對一百零四名年長者採集血液樣本並做了核磁共振掃描（MRI）。他們發現，血液中反式脂肪含量極高的受試者，腦容量也較小。

總結來說，許多含人工成分，如人工甘味劑、添加物、化學劑成分、色素及防腐劑的加工食品，都應該避免食用。有越來越多的研究指出，這些成分對行為和認知功能有不良影響，並且和阿茲海默症這類退化性疾病有關。

改變之道　遠離危害大腦健康的食物

要是不容易斷絕這類食物，不妨參考以下建議，先專心地稍微修正飲食一段時間。此外還請謹記，這些食物吃得越少，就越容易避開。因為只要減少了攝取量，就不會那麼沉迷了。

遠離加工食品　加工食品本身並非天然的存在。相反地，它們是經由某種製程創造出來的。從麵包、冷凍晚餐到湯品罐頭，全都是加工食品。如同先前提過的，加工食品通常含有添加糖、添加鹽或鈉，少不了還有反式脂肪，這些全都在「避免食用」名單內。因此，最容易遠離扼殺大腦食物的辦法，就是避開加工食品。請盡量選擇新鮮、純天然的食物。

了解含糖黑幕　典型的高糖分食品包括糖果、軟性飲料、能量飲料、糖漿、果凍、蛋白棒、營養棒、餅乾以及其他烘烤食品。此外最好還要知道，添加糖有各種形式。它們有許多別名，較為人熟知的有：紅糖、糙米糖漿（或糖）、玉米糖漿、葡萄糖、果糖、高果糖玉米糖漿、蜂蜜、糖蜜和蔗糖。

甜味補給　任何時候想要來點甜食，請選擇含天然甜味的食物，比如純天然的水果。純天然水果的天然糖分無須擔心，甚至可以用水果取代糖，增添食物的甜味。像是奶昔裡加天然水果，取代果汁、蜂蜜或糖。如此不但可得到甜味還有纖維質，能夠穩定血糖值和能量水平。人工甘味劑或許熱量較低，但是它們對健康和大腦的危害跟一般糖類相同。

經常補充水分　補水不足會造成假性飢餓，進而渴求糖分補給。遇到很想吃甜的時候，試著喝一大杯水，就會發現水分止住了糖分渴求。

低糖烘焙　糖是烘焙的一大重點。不過若減少25%至33%的用糖量，許多食譜嘗起來還是一樣可口。要是食譜上寫用量一杯糖，請試著只用四分之三杯糖，再嘗嘗口味如何。還有，請善用肉桂、薑和肉豆蔻等甜味香料來增添無害的甜蜜風味。

了解含鹽黑幕　鈉存在於太多食品中了。典型的高鈉食物都是罐裝食品、包裝食品和加工食品，包括醬料、調味料、湯品罐頭、零食和冷凍食品，還有醃肉及冷切肉。鈉的形式很多樣，包括味精、小蘇打粉、泡打粉、磷酸氫二鈉、褐藻酸鈉和亞硝酸鈉。

15%的鈉或更少　如前所提，盡量將高鈉食品的攝取降到最低，改選擇標示低鈉或只占每日鈉總攝取量15%的食品。此外，請試著斷絕預拌料或調理食品，比如醬料、冷凍披薩、冷凍晚餐、冷凍食品等，因為它們往往都是高鈉產品。

低鹽烹調　自己下廚的人握有完整主控權。可以嘗試用香料來取代鹽的使用。蒜、胡椒、咖哩粉、紅椒粉、洋蔥、奧勒岡葉、巴西里、小茴香、百里香、迷迭香和其他多種香料都能替食物增添絕佳風味。食物煮得越久，鹹味越容易稀釋變淡，因此要在快起鍋前才加鹽，這樣就不至於加太多。

遠離反式脂肪　總之，要遠離反式脂肪最好就是不吃速食跟油炸食物。許多加工跟包裝食品也含有反式脂肪，但由於大眾對這些有害脂肪的健康意識抬頭，許多公司已從產品中去除此成分。不過在此仍要再次叮嚀，最好還是盡量選擇純天然的新鮮食物來食用。

第52週 體現慷慨精神

壓力控管 ☑ 幸福感和成就感 ☑

我們一生中為自己所做的將隨我們離世而消失，我們一生中為他人和世界所做的卻將永恆不朽。——亞伯特・派克[37]

慷慨無私是個值得擁有的美德，而且對個人的身心健康有益。付出個人的時間、精力或金錢，能夠增進幸福感、降低憂鬱發生、減輕壓力並強化人際關係。

事實證明，人類天生就有體現慷慨精神而覺得幸福的傾向。有所付出的時候，利他行為會活化大腦有關愉悅、社交關係及信任等區域。行善則跟大腦的腦內啡（主司幸福感的荷爾蒙）釋放有關。這些生理反應造就出名為「助人快感」的感覺，一種鎮靜與幸福的陶醉感。

慷慨行為還能讓人體驗到壓力減輕。因為奉獻自我時，只會

37 Albert Pike（1809-1891），美國內戰時期南軍准將，曾擔任北美共濟會（Freemasonry）總指揮。

專心致力於他人的需要，較少注意到自身的壓力和問題。許多研究也顯示，慷慨無私的表現能降低血壓以及壓力荷爾蒙皮質醇的指數。而付出社會支持的人，往往也會展現出更高的自我效能和自尊，較少憂鬱傾向。

對他人慷慨也會讓人比較不看低自己。慷慨的天性有助於更敏銳地自我覺察——並在過程中平息內在批評的聲音，增強自信。無論是傾聽朋友的煩惱、給予同事指導，或是奉獻時間做志工，自然都會增強個人的使命感和自我價值感，最終感到更為充實滿足。

慷慨無私有助婚姻幸福

根據二〇一一年美國「國家婚姻計畫」（National Marriage Project）的調查報告指出，慷慨無私是擁有幸福婚姻的關鍵因素。當伴侶給予「慷慨大方的好處」，意思是指從表現愛意、原諒對方到替配偶泡一杯早晨咖啡等，確實會更加別具意義。在慷慨量表——意即在施與受的大方度上得分高的夫婦，至少有32％的比例認為自己婚姻「非常幸福」，且離婚可能性較低。

展現恢宏大度的胸襟更容易吸引他人。而更為重要的是，這也替更堅實、有意義的人際關係奠定了良好基礎。我們對別人付出，對方很可能又加以回報，這種人際交流助長了信任、合作、尊重以及其他強化彼此連結的正面情感。自己有所付出時，能夠更正面地看待他人，如此就開啟了正面的善的循環。索妮亞・柳波莫斯基（Sonja Lyubomirsky）在其著作《這一生的幸福計畫》（*The How of Happiness*）中說道：「行善和慷慨無私會讓人更正面且寬厚地看待他人……在個人的社交圈培養出高度的相互依存感及合作關係。」

改變之道　多加展現慷慨精神

慷慨無私指的是有惻隱之心、樂於助人且充滿關愛。慷慨發自內心，但藉由行動才能體現其真髓。請參考以下建議培養慷慨無私的精神：

記住何時發生　事實上，回想過去自己慷慨付出的時刻（而非受人幫助的時刻），能夠激勵自己現在付諸行動。花點時間回想自己體現慷慨的時刻，並利用〈Part3：深度練習〉的「慷慨無私備忘錄」描述自己過去所為、對別人有何助益，以及自己對此經驗有何感受。

從家中做起　我們生命中的許多人都用得上我們的溫情、同情心和慷慨大方。留意自己身邊親近的人，找機會幫上他們的忙。或許有親戚長輩用得著你幫忙修繕屋子，或者外甥或姪女用得著你幫忙做科展計畫。也可能是動完手術的鄰居需要有人幫點忙，採買雜貨跟跑跑腿。只要找機會去慷慨付出，就會找到每天表達關愛與樂於助人的方法。

主動積極　表達關愛與慷慨的最佳方式就是透過行動。雖然告訴別人自己支持、關心他們或是會陪在他們身邊是很重要的第一步，但是想辦法向他們證明你是認真的也同等重要。要是覺得自己可能幫得上忙，但對方太愛面子、太害羞或不好意思開口，那麼自己主動找點事做應該會有所助益。

置身其中　近朱者赤，近墨者黑。慷慨無私的特性就是極富感染力。與慷慨、仁厚之人相處，他們的溫暖天性會對自己有深遠的影響。

熱心投入志工活動　若是有時間（其實大部分人都有），不妨想辦法去投入志工活動。無論選擇奉獻時間給當地的救濟食堂、參加國際志工之旅，或是成為自家當地大哥哥大姐姐分會的「大兄弟姐妹」，只要選擇自己有熱情的去投入就好。把時間投注在關心之事，會因為有所付出以及對深感認同的目標有所貢獻，而讓自己感覺更良好。

接受他人慨然相助　許多人覺得給予付出很自在，但是反過來時，就不見得能夠坦然接受了。然而，能夠接受他人的慷慨付出也同等重要。要是對別人的慨然相助有抗拒感，請自我提醒自己助人時有何感受，並記住別人幫助我們時也有相同感受！坦然接受別人的慷慨付出，讓對方得以在你需要時給予必要的支持或襄助。

第1週至52週檢核表

每週改變項目		完成與否
第 1 週	動筆寫下來	☐
第 2 週	讓樂音飛揚吧	☐
第 3 週	展露潔白笑容	☐
第 4 週	做個有目標的人	☐
第 5 週	列出清單	☐
第 6 週	做個專心一意者	☐
第 7 週	避免社會性比較	☐
第 8 週	靜思冥想	☐
第 9 週	拋開猶豫不決	☐
第10週	啜飲綠茶	☐
第11週	看到別人的好	☐
第12週	享受閱讀的樂趣	☐
第13週	小憩一下	☐
第14週	停止內在批判	☐
第15週	出去闖一闖	☐
第16週	動起來吧	☐
第17週	表達感謝之情	☐
第18週	重視自身所作所為	☐
第19週	尋求靜默	☐
第20週	勇於表達自我	☐
第21週	規劃時間箱	☐
第22週	食用好脂肪	☐
第23週	敞開心胸	☐
第24週	關於睡眠	☐
第25週	喊停隔離	☐
第26週	活到老，學到老	☐
第27週	3C螢幕少盯為妙	☐

每週改變項目		完成與否
第28週	自我獎勵	☐
第29週	欣然體驗新事物	☐
第30週	做個按摩吧	☐
第31週	做個有自信的人	☐
第32週	培養創造力	☐
第33週	多吃健腦蔬果	☐
第34週	走向戶外	☐
第35週	廢話不多說	☐
第36週	發出求救訊號	☐
第34週	出走旅行去	☐
第38週	聞香療癒	☐
第39週	面對恐懼	☐
第40週	實行抗壓儀式	☐
第41週	主動碰觸他人	☐
第42週	親手實做	☐
第43週	成為良師益友吧	☐
第44週	簡化個人空間	☐
第45週	建立親密關係	☐
第46週	規劃待辦事項	☐
第47週	玩耍遊戲	☐
第48週	設定意念	☐
第49週	戰勝心魔	☐
第50週	鍛鍊大腦	☐
第51週	杜絕大腦殺手	☐
第51週	體現慷慨精神	☐

Part

3

深度練習
——多功能計畫表

在探索整本書所描繪的小改變時，你可以使用這些工具和資源來輔助自己完成這個計畫。歡迎自由運用，拿去影印貼在自己的日記裡、直接寫在書上，或是據此自創評量表和備忘錄皆可。

畢竟這是你自己的旅程；請自由發揮，客製你自己專屬的方法流程吧！

音樂情緒評量表

你喜歡哪種音樂?

你不喜歡哪種音樂?

在圖表內填寫能引發左欄情緒的音樂類型。可在空白處自行增添未列出的其他情緒。

引發的情緒或心情	
快樂	
充滿活力	
安全舒適	
冷靜放鬆	
專注／聚精會神	
啟發靈感	
幹勁十足	
激發創意	
有效率	
興奮	
悲傷／憂鬱	
根據自己所列出的音樂類型，創造符合所需情緒的音樂播放清單。	

SMARTE 目標備忘錄

完成下方問題，確保自定目標符合 SMARTE 原則。

目標是否具體？

- 想要完成什麼事情？
- 該目標為什麼重要？
- 需要哪些人來協助完成？
- 做到哪裡算達成目標？
- 完成該目標需要採取哪些步驟？
- 目標是否可以衡量？你會如何評估結果？

是否可達成？

- 你能夠朝該目標努力執行嗎？
- 你有本事完成它嗎？

是否有相關性？

- 該目標對你而言有意義嗎？
- 有符合你的需求和價值嗎？

是否及時？

- 你希望何時完成該目標？
- 近幾天、近幾週，或一年之內可望達成什麼？

是否情緒化？

- 你對該目標躍躍欲試嗎？
- 你是否充滿幹勁想完成它？
- 你能維持高昂士氣直到達成嗎？

負向自我對話評量表

你對自己有哪些負面想法?

你真的相信這些想法正確無誤?

你對這些想法有何感覺?這些想法對你現在的生活有何影響?

這些想法從何而來?是源於愛指責或自尊低的雙親?還是自身的就學經驗?朋友?

你要如何調整這些想法變得更積極正向?

針對以下問題各舉出五個例子:

- 你喜歡自己哪些點
- 自己的優點
- 自己的成就

舒適圈評量表

在 1 到 10 分的等級中，1 代表振奮度最低，10 代表最高，請評估自己對下列生活領域感到振奮的程度。

工作／職業生涯	1 2 3 4 5 6 7 8 9 10
友誼	
家庭	
配偶／重要他人	
嗜好	
體能／健康	
其他興趣	

運用以下圖表做為範本，針對「舒適圈評量表」中分數 6 或低於 6 的領域，自行填寫想要如何自我挑戰做改善。請在最下欄填寫目標完成期限。

生活領域	要實行的挑戰	目標日期

感恩日誌範本

你今天想要感謝誰或什麼事?

你曾經感到驚訝嗎?發生過什麼事?你對此有何感受?請分享這個故事。

要是沒有這個你所感謝的人、事物或體驗,你的生活會變得如何呢?

噪音檢視表

使用以下圖表，準確找出周遭環境中的噪音在何時何地達到最高峰。若是噪音指數過高，請想想自己能做些什麼來改善狀況。

一天的時段	早上五點至八點
環境中的噪音指數：	
你對該噪音指數的感受：	
你能做些什來積極改善該噪音：	

一天的時段	早上八點至中午十二點
環境中的噪音指數：	
你對該噪音指數的感受：	
你能做些什來積極改善該噪音：	

一天的時段	中午十二點下午三點
環境中的噪音指數：	
你對該噪音指數的感受：	
你能做些什來積極改善該噪音：	

一天的時段	下午三點至下午六點
環境中的噪音指數：	
你對該噪音指數的感受：	
你能做些什來積極改善該噪音：	

一天的時段	下午六點至晚上十點
環境中的噪音指數：	
你對該噪音指數的感受：	
你能做些什來積極改善該噪音：	

一天的時段	晚上十點至整夜
環境中的噪音指數：	
你對該噪音指數的感受：	
你能做些什來積極改善該噪音：	

勇於表達自我評量表

你覺得什麼時候最能自在抒發己見?

什麼時候難以抒發己見?

遇到表達個人感受、想法或意見可能對自己有利時,你認為自己為什麼保持沉默?

表達自我的最佳情況會是怎樣?

表達自我的最糟情況會是怎樣?

你會怎麼做來修正最糟情況?

敞開心胸評量表

你最可能對什麼事情很有意見?

你知道自己抱有哪些評斷或偏見嗎?

這些評斷來自何方?它們是根據過往經驗、成長過程,或是你讀過、聽說的內容?

你認為這些評斷百分之百真確無誤嗎?

媒體檢視備忘錄

針對下列各項裝置，記錄自己每天盯看螢幕的時間。第一欄請記錄用於公事的時數，第二欄為私人用途的時數。小計每項裝置所花的時數，以及每天花在所有螢幕的總時數。設定每週自己想要減少多少螢幕時間做為目標。在最右邊的「目標」欄位寫下這些數字。

科技類型	每日時數		總時數	目標
	公事相關	私人目的		
電視／電影				
電玩遊戲				
電視螢幕時數小計：				
上網				
收發電郵				
聊天窗口／介面				
任何軟體／應用程式				
電腦視訊				
電腦螢幕時數小計：				
手機上網				
手機簡訊／通訊				
手機視訊				
GPS 導航				
平板電腦				
電子書閱讀器				
行動裝置螢幕時數小計：				
電影院				
其他				
其他螢幕時數小計：				
媒體時數總計：				
任何軟體／應用程式				
電腦視訊				
電腦螢幕時數小計：				
手機上網				
手機簡訊／通訊				
手機視訊				
GPS 導航				
平板電腦				
電子書閱讀器				
行動裝置螢幕時數小計：				
電影院				
其他				
其他螢幕時數小計：				
媒體時數總計：				

讚揚與獎勵備忘錄

舉出五件自己引以為傲的重大成就。

你做了些什麼才達成這些成就?

你會用哪三個字來描述自己對這些成果的感受?

自信心備忘錄

你的強項為何?

- 你擅長哪些事情且游刃有餘?
- 你為什麼比一般人更優秀?
- 什麼時候你會覺得集生產力、成就感、勝利感和幸福感於一身?

你的個人成就為何?

- 你最自豪的成就是什麼?還有為什麼?
- 你在完成過程中克服了哪些阻礙?

你最強的正面特質為何？

• 你為什麼特別?

• 別人知道你在哪些方面很可靠嗎?

• 你的朋友、同事和家人對你有何觀感?

恐懼備忘錄

過去的恐懼

- 你過去處理過哪些恐懼?
- 你對它們有何感受?其中最害怕的是什麼?
- 那些恐懼有實際根據嗎?它們的成因為何?
- 你對它們做了或是沒做什麼,結果如何?
- 沒採取行動時,恐懼怎樣拖累你自己?採取行動後獲得了什麼好處?

現在的恐懼

- 你至今仍面臨哪些昔日的恐懼?
- 出現了哪些新恐懼?
- 這些恐懼有實際根據嗎?它們的成因為何?
- 你對這些情況有什麼掌控能力,能對此做些什麼?

玩樂評量表

童年時你最喜歡什麼活動？你會做些什麼來度過漫長時間？

你對那些活動有什麼感覺？

現在要怎麼做才能引發那些相同感受？

哪些活動你喜歡獨樂樂？

哪些活動會讓你廢寢忘食？

哪些活動你喜歡眾樂樂？

一週調查報告

使用下列圖表, 寫下你一週內所做的活動, 並評分它們的有趣程度。在最右邊欄位評估想增減從事該活動的意願。

活動名稱	有趣程度（1 到 10 分）	增加或減少？

意念日誌範本

今天設定的意念是:

回顧今天的意念:

- 是否成功實現?

- 若能重來,你會怎樣改變做法?

心魔備忘錄

你自己的內心魔障

- 你至今仍為哪些過去錯誤而煩惱?

- 你曾經(或至今依然)為哪些人際關係所苦和傷痛?

- 你對什麼感到失望?

- 你對什麼感到懊悔?

學到的教訓

- 你從這些經驗各自學到哪些教訓?

創造新能量

- 你從這些負面經驗學到哪些正向思考?
- 你能善用學到的教訓,替未來創造一個更積極正向的新能量嗎?
- 生活中有哪些事情已進展順利?將來可以怎樣加以運用?

慷慨無私備忘錄

描述一段自己曾慷慨付出的時光

你做了些什麼?

有幫上別人什麼忙?

你對此有何感受?

致謝

我要誠摯感謝協助完成本書的所有人。

感謝我的經紀人梅格・湯姆森（Meg Thompson）和珊蒂・霍格曼（Sandy Hodgman），她們對本書抱以熱忱和興奮之情，並且為它找到完美的歸宿。感謝Chronicle Books出版團隊所付出的時間、心力及支持，並陪伴我一路走過編輯、設計、行銷和宣傳的歷程。也要感謝我的編輯蘿拉・李・邁汀利（Laura Lee Mattingly）和莎拉・高斯基（Sara Golski）很熱血地跟我一起工作，並且提供引導和真知灼見。我深深感激兩位的投入與奉獻。克莉絲蒂・海因（Kristi Hein），妳替繁瑣的工作平添了輕鬆氣息與歡樂。凱西・高登（Kathie Gordon），妳的細心縝密完全是天賜的恩惠。還有艾莉森・韋納（Allison Weiner）和亞曼達・席姆（Amanda Sim），你們的藝術創意實在令人欣喜讚嘆。也要感謝尤蘭達・卡札瑞（Yolanda Cazares）和史蒂夫・金（Steve Kim）讓整個流程進行得無比順暢。還有史蒂芬妮・王（Stephanie Wong），真慶幸有妳作為我的行銷天才啊！

最後要謝謝我的兩大喜樂泉源，大衛（David）和亞歷山大（Alexander）。並且感謝老媽和比爾（Bill）一直以來的支持。

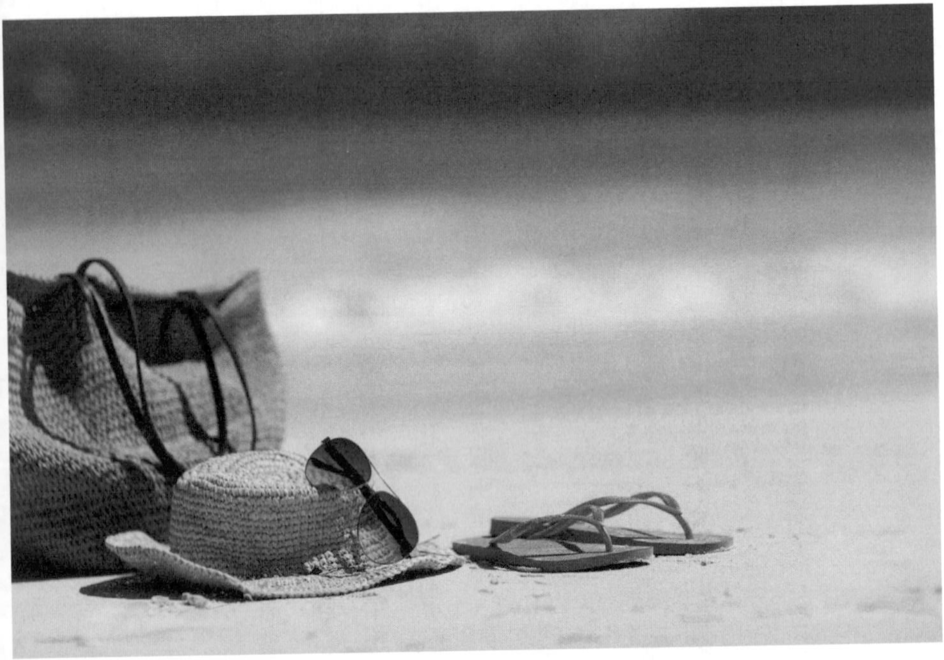

越常讚頌與享受生活，
生活就會更加值得享受。

——歐普拉・溫弗蕾
（「歐普拉秀」的監制與主持人）

國家圖書館出版品預行編目資料

7 天養出一個好習慣 / 布瑞特 · 布魯門薩爾作；葉懿慧譯 . ——臺北市：大田，2019.02

面；公分 . ——（Creative；134）

ISBN 978-986-179-551-5（平裝）

411.1　　107020908

Creative 134

7 天養出一個好習慣
成就最解壓的一年

作　　者｜布瑞特 · 布魯門薩爾
譯　　者｜葉懿慧
出 版 者｜大田出版有限公司
台北市 10445 中山北路二段 26 巷 2 號 2 樓
E-mail｜titan3@ms22.hinet.net　http：//www.titan3.com.tw
編輯部專線｜（02）2562-1383　傳眞：（02）2581-8761
【如果您對本書或本出版公司有任何意見，歡迎來電】
總 編 輯｜莊培園
副總編輯｜蔡鳳儀　行銷編輯｜陳映璇 / 黃凱玉
行政編輯｜林珈羽
校　　對｜金文蕙 / 黃薇霓
內頁美術｜陳柔含
初　　刷｜2019 年 02 月 01 日　定價：380 元
二　　刷｜2021 年 01 月 20 日
總 經 銷｜知己圖書股份有限公司
台　　北｜106 台北市大安區辛亥路一段 30 號 9 樓
TEL：02-23672044 / 23672047　FAX：02-23635741
台　　中｜407 台中市西屯區工業 30 路 1 號 1 樓
TEL：04-23595819　FAX：04-23595493
E-mail｜service@morningstar.com.tw
網路書店｜http://www.morningstar.com.tw
讀者專線｜04-23595819 # 230
郵政劃撥｜15060393（知己圖書股份有限公司）
印　　刷｜上好印刷股份有限公司
國際書碼｜978-986-179-551-5　CIP：411.1/107020908